U0270394

社会办医路径研究：医联体建设视角

阚　为　著

合肥工業大學出版社

图书在版编目(CIP)数据

社会办医路径研究:医联体建设视角/阚为著.—合肥:合肥工业大学出版社,2018.4

ISBN 978-7-5650-3919-5

Ⅰ.①社… Ⅱ.①阚… Ⅲ.①合作医疗—研究 Ⅳ.①R197.1

中国版本图书馆CIP数据核字(2018)第075394号

社会办医路径研究:医联体建设视角

阚 为 著　　　　责任编辑 郭娟娟

出 版	合肥工业大学出版社	版 次	2018年4月第1版
地 址	合肥市屯溪路193号	印 次	2018年4月第1次印刷
邮 编	230009	开 本	880毫米×1230毫米 1/32
电 话	人文编辑部:0551-62903205	印 张	5
	市场营销部:0551-62903198	字 数	125千字
网 址	www.hfutpress.com.cn	印 刷	安徽昶颉包装印务有限责任公司
E-mail	hfutpress@163.com	发 行	全国新华书店

ISBN 978-7-5650-3919-5　　　　定价:30.00元

如果有影响阅读的印装质量问题,请与出版社市场营销部联系调换。

目　　录

第4章　公私合作办医伙伴关系构建的案例比较分析

第1章 绪 论

1.1 研究背景

1.1.1 中国医药卫生体制改革的实践进路

当今世界以“和平与发展”为主题，在经济全球化与国际关系多极化背景下，国家与国家之间的竞合聚焦于“发展”这一主线，世界各国概莫能外。而作为后发国家的中国自1978年伊始，以其果决坚毅的勇气推动改革开放，创造了举世瞩目的经济奇迹。这个过程不可谓不艰辛，作为社会主义国家和儒家文化中心的中国很难照搬欧美各国现代化进程的经验，因此从各方面来讲中国的改革开放都是一个摸着石头过河的进程。医药卫生体制作为经济社会体制改革的重要组成部分，更加深刻地体现出这一特征。新中国成立后，中国医药卫生体系建设基本沿用苏联模式，政府统一规划、组织和大力投入医疗卫生服务体系，形成并快速发展了包括医疗、预防、保健、康复、教学、科研等在内的比较完整的、布局合理的医疗卫生服务体系。在城市地区，市、区两级医院和街道门诊部（所）形成了三级医疗服务及卫生防疫体系；在农村地区，覆盖了以县医院为龙头、以乡（镇）卫生院为枢纽、以村卫生室为基础的三级医疗预防保健网络。计划经济时期，中国医药卫生体制特点鲜明，各级、各类医疗卫生机构的服务目标定位明确，即提高公众健康水平，不以营利为目的。医疗保障体系的建立也经历了一个从无到有的过程，其保障力度一直在逐年增加，且几乎覆盖了绝大部分社会阶层的基本医疗服务，参保率约达到98%。考虑到中国巨大的人口基数，这是一项前无古人的社会福利和成就！新中国成立30周年时，医疗卫生事业发展卓有成效，其突出表现为婴幼儿死亡率、孕产妇死亡率和人均预期寿命等指标的显著改善。1978年的阿拉木图会议上，世界卫生组织（World Health Organization，WHO）将中国作为发展中国家推行初级卫生保健的典范。

尽管如此，从发展的眼光来看，中国医疗卫生事业的发展仍显滞后，过度的行政干预极大地干扰了医疗卫生机构的运营，影响了医疗机构及医务人员积极性的提高，导致医疗服务效率低下；同时城乡医疗资源分配不均，医疗保障水平低且公平性差。[①]计划经济的低效率表现不仅成为医药卫生体制改革的内部驱动力，而且也引导我们进一步思考影响中国医药卫生事业发展的一个核心问题：政府能够以一己之力满足十多亿人日益增长的基本医疗服务需求吗？政府有必要用纳税人的钱包办本来可以通过购买服务提供的医疗卫生服务吗？在政府计划控制之外能否引入其他的机制或力量？

1979年，时任卫生部部长钱信忠先生在接受记者采访时提出“应当灵活运用经济手段来管理医药卫生事业”这一富有创新性的著名观点，也就是在这一年，卫生部、财政部和国家劳动总局等三部委联合发出《关于加强医院经济管理试点工作的意见》[②]，

---

① 王大平，孔昭昆，王苏生：《中国医改的政策选择：基于激励机制设计理论的视角》，清华大学出版社2015年版，第130页。

② 卫生部，财政部，国家劳动总局：《关于加强医院经济管理试点工作的意见》，http：//www.chinalawedu.com/news/1200/22598/22621/22896/2006/3/ll06168271371-360021064-0.htm.

开始对医院实行“全额管理、定额补助、结余留用”制度。以此为起点，政府开始对医院逐步尝试推进市场化。业界普遍将此作为推进医疗服务市场化的一个信号。与此同时，反对意见也甚嚣尘上，1979年刚复刊的《健康报》就以专栏的形式发表了多篇持不同意见的文章，其主旨“就是从医院的根本属性出发，认为作为社会公益事业的医药卫生，不应当强调其经济属性”[①]。可以说从启动伊始，中国医药卫生体制改革就充斥着争议与冲突。随着1984年中共十二届三中全会通过《中共中央关于经济体制改革的决定》，我国城市经济体制改革全面展开，并从经济领域改革开始向政治、科技、教育等各个领域改革延伸，医疗卫生领域也开始走上一条更深入的改革之路。正式标志医改启动的关键事件是1985年国务院批转的卫生部《关于卫生工作改革若干政策问题的报告的通知》，文件指出：“必须进行改革，放宽政策，简政放权，多方集资，开阔发展卫生事业的路子，把卫生工作搞好。”[②]这也给此后的医改定下了“给政策不给钱”的基调。1989年国务院批转了卫生部、财政部、人事部、国家物价局、国家税务局《关于扩大医疗卫生服务有关问题的意见》（国发〔1989〕10号），文件提出五点：第一，积极推行各种形式的承包责任制；第二，开展有偿业余服务；第三，进一步调整医疗卫生服务收费标准；第四，卫生预防、保健等单位开展有偿服务；第五，卫生事业单位实行“以副补主”“以工助医”。其中特别强调“给予卫生产业企业三年免税政策，积极发展卫生产业”。1992年，国务院下发的《关于深化卫生医疗体制改革的几点意见》更是要求医疗卫生单位“以工助医，以副补主”，“支持有条件的单位办成经济实体

---

① 赵斌：《中国医改这些年》，《新产经》2015年5月30日。

② 国务院：《国务院批转卫生部关于卫生工作改革若干政策问题的报告的通知》，http：//www.china.com.cn/law/flfg/txt/2006－08/08/content _ 7060220.htm.

或实行企业化管理，做到自主经营、自负盈亏”[1]。中国医疗服务市场化发展的方向与轮廓越来越清晰，这些政策内容具有标志性意义。此后，中国医院开始了自主经营的探索历程，尽管政府对公立医院还有一定额度的拨款，但政府拨款占医院收入的比例很低，医院的大部分收入需要通过自己经营解决。毫无疑问，市场手段在效率上的优势能够盘活原本如一潭死水般的医疗卫生工作，最大限度地刺激医疗卫生机构的积极性。据权威统计，1978年到2007年，我国医疗卫生机构总数从17万家增加到31.5万家，床位规模从204万张增加到370万张，医疗机构诊疗人次从10.1亿增长到28.4亿，住院人数从1907万增长到9827万[2]。中国医药卫生事业也在改革开放后进入了快速发展轨道。

然而，对于医药卫生事业来说，市场手段真的是一味灵丹妙药吗？凯恩斯主义早已指出了“市场失灵”的客观存在，其中一个重要表现就是，市场这只看不见的手无法解决资源的公平分配问题。而在“人命大于天”的医疗卫生领域，公平问题能否妥善解决有着更加深层次的社会政治意义与人文关怀。对于这些普罗大众都能理解的常识，政府不可能忽视，更不可能回避。对此，当时的顶层设计采取了一种极为特殊的“双轨制”，一方面要求医院必须以低于成本的价格来供给基本医疗服务，另一方面同时又默许医院通过抬高一些服务价格及药品加成来弥补前述医院损失[3]。这些政策的基点还是“给政策，不给钱”。这在当时政府财力不足、公立医院管理效率低下、医务人员积极性不高的背景

---

① 国务院：《关于深化卫生医疗体制改革的几点意见》，http：//www. china-lawedu. com/falvfagui/fg22598/29121. shtml.

② 中共卫生部党组：《卫生改革发展30年：伟大历程、显著成就和宝贵经验》，《经济日报》2008年12月8日。

③ 王绍光，樊鹏：《中国式共识型决策：“开门”与“磨合”》，中国人民大学出版社2013年版，第7页。

下，是十分有效的，具有一定的合理性，不应全盘否定。问题是，表面上政府似乎放权于公立医院，但事实并非如此，医院的自主经营并不完全自主，实际上，医院在很多方面受到政府的管制，而这些管制很多与医疗质量不完全相关。从管理体制上说，医院的法人治理结构并不完备，公立医院的负责人依然由主管部门任命，公立医院的工作人员依然有事业编制身份。因此，政府主管单位与公立医院之间有着很多或隐性或显性的连接。公立医院的经营在很多时候受到政府部门的影响。从规制内容上来说，政府对公立医院的收费有非常详细的规定，比如规定医院的药品加成比例为15%，规定各个等级医院的各项检查收费标准和医疗服务收费标准。而这些标准的一个重要特点是检查收费比较高，而医生等专业技术服务收费偏低。这种结构导致医院慢慢形成了“以药养医”和“以器械养医”的机制。这种对医院的激励机制对中国医疗卫生事业的发展产生了深远的影响，尤其在药品流通领域产生的负面问题至今已成为新一轮医改所面临的顽症痼疾。这种“双轨制”形式上类似于市场化机制，从其政策意图来看，在于政府希望部分退出这个领域。最明显的体现就是国家财政对这一领域投入的变化。1978年，政府财政卫生支出占卫生总费用的32.2%，到了1990年，这个比例下降到25.1%，而从1996年到2006年，这个比例长期维持在18%以下。与此相对应的是，个人卫生支出占卫生总费用的比重从1978年的20.4%剧增到2001年的60.0%[①]。这些宏观数据的变化实际上折射了老百姓在就医问题上的痛点。

2005年，一份结论为“中国医改基本不成功”的研究报告在中国激起轩然大波，“看病难，看病贵”也深深刺痛了医务人员

---

① 卫计委：《2014中国卫生统计年鉴》，http：//www.nhfpc.gov.cn/zwgkzt/tjnj/list.shtml.

的内心。更为吊诡的是，白衣胜雪的天使职业在中国居然成了连基本人身安全都难以保障的“高危行业”。社会公众在质疑，媒体在推波助澜，为什么中国的医院和医生唯利是图？又有多少人知道，对于中国大部分公立医院来说，政府财政补贴仅占其总收入的4%～8%。在财政支出能力有限的情况下，政府同样在反思，医改之路接下来该往哪个方向发展？为此，2005年3月，国务院总理温家宝在十届全国人大三次会议上提出要切实解决群众“看病难，看病贵”的问题。2006年国务院深化体制改革部际协调小组成立，两年后升格为国务院医改领导小组，其主要职责就是研究制定医改的总体思路、实施方案及具体措施。2008年10月，医改领导小组就医改方案向全社会征求意见，这也是党中央、国务院首次在出台重大改革政策前向全社会公开征求意见[①]。2009年4月，在历经4年的反复论证设计基础上，中共中央、国务院《关于深化医药卫生体制改革的意见》（中发〔2009〕6号）[②] 出台，新医改就此揭开大幕。

1.1.2 新医改的启动及政策焦点

新医改的启动是近年来中国民生领域最受社会公众关注的一次公共政策调整。所谓“民为邦本，本固邦宁”，如果说中国的改革开放前一阶段更多是坚持效率优位的话，那么，进入21世纪后，改革必然更多指向于公平优位，让最大范围的公众享受改革开放的红利成为中国政府不可回避的目标，这显然也是医药卫生体制改革的目标。新医改方案旨在落实医疗卫生事业的公益性质，回归政府在国民基本医疗中的责任，强调政府要增加在居民

---

① 刘军民：《中国医改相关政策研究》，经济科学出版社2012年版，第2页。

② 中共中央，国务院：《中共中央国务院关于深化医药卫生体制改革的意见》，http：//www.zgylbx.com/kllcxztfnew20759 _ 1.

基本医疗中的投入，使基本公共卫生服务逐步均等化，以减轻国民的看病负担。这一轮医改确立了改革的总体目标和分阶段目标，并提出了医药卫生四大体系建设（公共卫生体系、医疗服务体系、医疗保障体系及药品供应保障体系）和若干体制机制建设。改革第一阶段的目标提出，从2009年到2011年，要着力抓好五项重点改革：一是加快推进基本医疗保障制度建设；二是初步建立国家基本药物制度；三是健全基层医疗卫生服务体系；四是促进基本公共卫生服务逐步均等化；五是推进公立医院改革试点。在这其中，新医改所提出的四大体系建设均涉及医药卫生领域效率与公平的平衡问题。在四大体系建设中，医疗服务体系是核心和支撑，可以说，其他体系建设能否落到实处，还在于医疗服务领域效率与公平的平衡问题。

具体来看的话，首先，是公共卫生体系。顾名思义，公共卫生是关系一个国家或一个地区人民大众健康的公共事业，公共卫生的具体内容包括对重大疾病尤其是传染病（如结核、艾滋病、SARS等）的预防、监控和医治，对食品、药品、公共环境卫生的监督管制，以及相关的卫生宣传、健康教育、免疫接种等。就医学领域的分类而言，公共卫生一词的内涵还是比较清楚的，可被视为针对社区或者社会的医疗措施，它有别于在医院进行的、针对个人的医疗措施。从供给侧来看，公共卫生服务是一种成本低、效果好的服务，但它同时又是一种社会效益回报周期相对较长的服务，这也决定了其公益性本质。在国外，各国政府在公共卫生服务中起着举足轻重的作用，并且政府的干预作用在公共卫生工作中是不可替代的。许多国家对各级政府在公共卫生中的责任都有明确的规定和限制，以有利于更好地发挥各级政府的作用，并有利于监督和评估。

其次，是药品供应保障体系。改革的实际目标在于切断药品供应商与医院之间复杂的利益关系，政府在其中的强力管控会对医院的收入结构产生深远影响。须知中国绝大部分公立医院收入结构中药占比维持在30%～50%，在部分医院这一比例甚至超过50%，因此这一体系的改革也对公立医院产生了极大的冲击，使得公立医院未来的发展压力倍增。

再次，是医疗保障体系改革。其基本原则为“广覆盖、保基本、可持续”，关键词是“覆盖城乡居民”，目标可以归纳为“全民医保”，因此这一体系的改革将极大地促进中国居民健康需求的提升，对于整个医药卫生体制改革有着极其深远的影响。因为医疗保障体系改革的核心目标就是为解决“看病贵”问题提供物质保障。之所以提出“覆盖城乡居民”，有其深刻的历史原因。从农村地区来看，在20世纪90年代到21世纪初这10年间，农村地区的合作医疗基本荡然无存。也就是说占中国人口大部分的农村居民看病完全靠自费。而在城市地区，1998年出台的《国务院关于建立城镇职工基本医疗保险制度的决定》（国发〔1998〕44号）[①] 实际上是把原有劳动保险中职工家属、子女半费医疗政策取消了。也就是说，在相当长一段时期内农村居民和城镇部分居民看病全靠自费，这就是个人卫生支出占卫生总费用比重之所以能够在2001年达到60.0%这个顶峰的原因[②]。这也使得医保体系的改革成为必要。

接下来，重中之重是医疗服务体系的改革。如果说“全民医保”能够按计划得以推进，在同时考虑人口老龄化的前提下，中国居民的健康需求将呈井喷式发展。问题是中国目前的医疗服务体系能够满足快速增长的医疗服务需求吗？因此，在新医改四大

① 国务院：《关于建立城镇职工基本医疗保险制度的决定》，http://www.zgylbx.com/zhengcefagui/yiliaobaoxian/zcfg2473.html.

② 卫计委：《2014中国卫生统计年鉴》，http://www.nhfpc.gov.cn/zwgkzt/tjnj/list.shtml.

体系中，主要的压力还是落在医疗服务体系改革上。如果说医疗保障体系的不断健全能够为缓解“看病贵”问题提供物质保障，那么解决“看病难”问题的物质基础在哪里？政府财力既要补需方，又要补供方，这是一个何其巨大的财政包袱。所以，对于医疗服务体系的改革，政府在经过慎重考虑之后，开出了这样一份“处方”：“坚持非营利性医疗机构为主体、营利性医疗机构为补充，公立医疗机构为主导、非公立医疗机构共同发展的办医原则，建设结构合理、覆盖城乡的医疗服务体系”[①]，即“公立医院为主体，社会资本参与的多元化办医”的改革思路，也是这一轮医疗服务体系改革的总体目标。

可以说，允许民营医院与公立医院共同发展构成了新医改纲领的政策焦点，尤其是在医疗保障体系不断强化、国民医疗服务需求呈井喷式爆发的背景下，医疗服务供给侧的保障能力显得不足，而政府不可能再办一大批公立医院来满足新的需求。在这样的形势下，只有引入社会资本才有可能填补这个巨大的“缺”。于是，鼓励社会资本办医的相关政策性文件陆续出台。卫生部《关于公立医院改革试点的指导意见》（卫医管发〔2010〕20 号）明确提出：“鼓励、支持和引导社会资本发展医疗卫生事业，加快形成投资主体多元化、投资方式多样化的办医体制。”[②] 同年，由发改委、卫生部、财政部、商务部、人力资源社会保障部等五部委联合发布的《关于进一步鼓励和引导社会资本举办医疗机构的意见》获得国务院同意（国办发〔2010〕58 号），这份著名的58 号文件开篇即明确指出：“坚持公立医疗机构为主导、非公立

---

① 中共中央，国务院：《中共中央国务院关于深化医药卫生体制改革的意见》，http：//www. gov. cn/test/2009－04/08/content _ 1280069. htm.

② 卫生部：《关于公立医院改革试点的指导意见》，http：//www. China. com. cn/policy/txt/2010－02/24/content. 19464497. htm. com/p－924678000. html.

医疗机构共同发展，加快形成多元化办医格局，是医药卫生体制改革的基本原则和方向。”① 将“多元化办医”明确上升为整个医药卫生体制改革的基本原则和方向，这一举措使我们不能不慨叹政府的决心与魄力。而且，可以断言，这个政策在很长一段历史时期内都不可能改变。在这种背景下，业界普遍认为民营医院的春天来临了。

1.1.3 民营医院的发展困局

政府虽然强调公立医院的公益性回归，但允许社会资本大量进入医疗服务领域，亦说明了医疗服务体系整个操作规则仍然允许采用市场化方式。“共同发展”命题提出的一个长远愿景，即政府希望未来在医疗服务领域，民营医院的发展与壮大能够与公立医院形成有序竞争。从这两方面来看，政府对于社会资本办医的期望值显然非常高。一方面，希望民营医院能够弥补医疗服务供需之间的巨大鸿沟，另一方面也希望民营医院能够发挥“鲶鱼效应”与公立医院形成良性竞争态势，这样的要求不可谓不高，问题是中国的民营医院发展是否具备一个好的基础积淀和生存土壤？

民国时期中国许多著名的大型医疗机构并非公办。中华人民共和国成立之后，民营医院以一刀切的方式转为国有。直到 20 世纪 80 年代，民营医疗机构才再次出现，但中国到 2001 年才开放医疗服务市场，这 20 年的时间里，中国的民营医院在夹缝中努力维持着自身的生存。这其中，“莆田系”扮演着非常尴尬的角色。一方面，“莆田系”是当时民营医疗机构的主流，另一方

① 国务院办公厅：《国务院办公厅关于转发发展改革委卫生部关于进一步鼓励和引导社会资本举办医疗机构的意见》，http：//www.gov.cn/zwgk/2010－12/03/content_1759091.htm.

面，他们又是舆论关注的焦点，长期陷于“老鼠过街，人人喊打”的尴尬境地，他们以走街串巷贴小广告“专治皮肤病性病”的游医起家，屡次因为负面新闻和舆论压力而谋求变脸，却一直难以得到社会的认同，其发展过程的负面性给当下民营医院造成了不可估量的影响，即社会公信力的严重缺失。与此同时，由于特殊历史背景下长期形成的公立医院一家独大的局面，优质医疗资源几乎完全为公立医院垄断，缺乏公平竞争的市场环境，民营医院很难在技术与人力资源上取得突破。因此，中国民营医院的发展基础极为薄弱。

政府在这样的基础上力推多元化办医，实际上更加着眼于中长期战略，而在近期，政府谋求的仍是在增量上做文章。如表1-1所示，2005年，民营医院有3220家，仅占医院总数的17.2%，而在新医改启动后的2015年，民营医院总数为13600家，已占医院总数的50.6%，2009—2013年年均增长率达到了16.1%。这也充分说明越来越多的社会资本进入医疗服务领域。当然，这并不意味着民营医院已经占到医疗服务领域的半壁江山。从表1-2可以看到，2005年民营医院床位数是14.4万张，仅占床位总规模的5.9%，随着新医改政策的力推，到2013年，民营医院床位总数达到71.3万张，已占到床位总规模的15.6%，虽然发展态势迅猛，但仍然不及公立医院床位总数的1/5。而从病床使用率来看，如表1-3所示，公立医院逐渐提高，并在2010年以后稳稳维持在90%以上的水准；而民营医院截止到2013年，床位使用率维持在63.4%的水平，增长态势缓慢，同时诊疗人次数仅占到总诊疗人次数的9%[①]。可见，我国民营医院总体上仍处于初级阶段，其整体实力和市场占有能力约为公立医院的1/10；然而，在政府鼓励政

① 卫计委：《2014中国卫生统计年鉴》，http：//www.nhfpc.gov.cn/zwgkzt/tjnj/list.shtml.

策的强劲支持下，在市场需求充沛的环境下，其迅猛发展的趋势不可小觑。

表 1-1　2005—2015 年民营与公立医院数比较　　单位：家

年份	2005	2008	2009	2010	2011	2012	2013	2014	2015
民营医院	3220	5403	6240	7068	8440	9786	11313	13341	13600
公立医院	15483	14309	14051	13850	13539	13384	13396	11963	13304
合计	18703	19712	20291	20918	21979	23170	24709	25304	26904

数据来源：《2014 中国卫生统计年鉴》，国家卫计委官网数据

表 1-2　2005—2013 年民营与公立医院床位数比较　　单位：万张

年份	2005	2008	2009	2010	2011	2012	2013
民营医院	14.4	27.3	32.8	37.4	46.1	58.2	71.3
公立医院	230.1	261.0	279.3	301.4	324.4	357.9	386.5
合计	244.5	288.3	312.1	338.7	370.5	416.1	457.8

数据来源：《2014 中国卫生统计年鉴》

表 1-3　2005—2013 年民营与公立医院病床使用率比较　　单位：%

年份	2005	2009	2010	2011	2012	2013
民营医院	49.8	58.2	59.0	62.3	63.2	63.4
公立医院	71.5	87.7	90.0	92.0	94.2	93.5
合计	70.3	84.7	86.7	88.5	90.1	89.0

数据来源：《2014 中国卫生统计年鉴》

作为世界第二大经济实体的中国，投资动力强劲，在其他传统行业渐趋饱和的情况下，诸多经济实体都将医疗服务市场视为一个巨大的待分配的蛋糕。尤其在近期一揽子政策出台后，我们可以从数据上看到社会资本办医增量上的飞跃。所以问题的根本并不在于无人投入、无人进入，而在于民营医院本身的能力与公

信力问题。最终的问题突出表现为民营医院人力资源的结构性困境。2013年执业医师数，公立医院为1222415人，而民营医院仅为170317人，仅占职业医师总数的12.2%[①]。现有的民营医院人力资源结构，也处于非常尴尬的境地。业界都比较清楚，民营医院学科带头人基本上是公立医院的退休员工，在创新能力和技术能力上处于心有余而力不足的境地；同时民营医院想招聘到优秀的青年医技人员，操作难度更大。从我们调研的情况来看，多家民营医院均称自己最大的问题就是人力资源问题。在民营医院年会上，甚至有民营医院高管声称“不招硕博士，反正也招不到”。中国的卫生人力资源有着迥异于西方的特殊体制，在西方国家，医学生应届毕业后并不具备医院行医资格，他们必须要在具有相应培训资质的医院继续学习，接受系统的住院医师培训，经过严格的考核，培养结束后才能拥有行医资格[②]。这是一种典型的社会化培训机制，培训合格的医师不是为某家医院所有，而是进入市场自由选择。中国的医生要获得发展，必须在大学毕业之后选择某家医院工作，经过漫长的培育时间逐步进阶才得以成才。因此，中国的医学生都希望进入医疗资源丰富、医疗技术雄厚的大医院工作，这也就是中国优质医疗资源渐趋集中于城市大型公立医院的“马太效应”。政府希望民营医院与基层医疗机构共同发展，其先决条件就是医疗资源是否有途径得到稀释。然而在政策释放红利的前提下（如多点执业），民营医院仍然招不到优秀人才，其医疗服务能力就无法提升，社会公信力更加无法提高，由此形成一种恶性循环，即民营医院发展的最大困局。

---

① 卫计委：《2014中国卫生统计年鉴》，http：//www.nhfpc.gov.cn/zwgkzt/tjnj/list.shtml.

② 罗力：《中国公立医院改革——关注运行机制和制度环境》，复旦大学出版社2010年版，第10页。

1.1.4 公私合作办医与诱致性制度变迁

2014年，李克强总理在《政府工作报告》中首次提出“创新社会资本办医机制”，以求破局。那么如何创新？事实上，近年来一种极其类似于公私合作伙伴关系（Public-Private Partnerships，PPP）的模式正悄然发生，即大型公立医院与新建民营医院签订长期合同关系，实现全面业务对接。尽管缺乏系统的政策方案指导，但这些合作背后大多都伴有地方政府的强力推动。截至2015年1月，全国至少已有18个省级行政区域（直辖市）[①] 出现了公立医院与民营医院签订长期合同以合作办医的实践探索，这样的实践正在成为一种不可阻挡的潮流[②]。

从制度经济学视角来分析，这样一场公私合作办医的改革潮流遵循典型的诱致性制度变迁路径，其动力更多地来自市场中多个个体的自发需求，当这种需求汇聚成流，将会引导整个市场改革的方向，直到制度变迁与发展的总体需求强烈影响政府决策。这种诱致性制度变迁相较于由政府强力推动的强制性制度变迁更容易导致经济与社会发展产生良性的路径依赖，近代英美两国的现代化发展路径充分证明了这一点。毋庸讳言，中国医疗服务场域中这种公私合作办医在启动之初没有足够的、系统的政策引导与规制。合作过程中，无论是民营医院的老板还是公立医院的院长都顶着重重压力。可以说，自从新医改提出“公立医疗机构为主导、非公立医疗机构共同发展”这一纲领性文件之后，公私合作办医这样一种实践形式就必然会出现，并引起各方利益群体的

---

① 统计数据仅局限于有连续新闻报道的，具体包括北京、上海、天津、辽宁、吉林、河南、陕西、山东、江苏、浙江、湖北、湖南、广东、四川、云南、福建、新疆、贵州。

② 如2013年中国民营医院发展年会的主题即为“创新公立与民营医院合作模式，促进民营医院可持续发展”。

重视。这也符合“多元化办医”方向。2013年，陈竺副委员长（时任卫生部部长）公开指出“公立医院要发挥在品牌影响、技术水平、政府投入、群众认可等方面的先发优势，在人才、技术、管理等方面创新合作模式，给予民营医院支持和帮助……探索与社会资本合作办医的方法和路径”①，为中国场域公私合作办医伙伴关系的构建开启了一扇门。

2014年年底，地方政府中北京市政府率先做出政策安排，首次提出今后北京市将允许公立医院以特许经营的方式开展与社会资本的PPP模式合作，同时着力强调政府一方面将对这种全新的尝试扶持鼓励，另一方面更重要的是要加强监管②。2016年，广东省政府办公厅印发《广东省促进社会办医加快发展实施方案》，明确提出“鼓励公私合作办医”，在明确权责关系的前提下，允许公立医院通过品牌特许、购买服务等模式与社会力量合作办医，以及通过整体改制等方式盘活富余医疗资源；允许公立医院以公建民营、民办公助或医联体等形式与社会力量开展合作；鼓励具备医疗管理经验的社会力量探索通过医院管理集团等形式，参与公立医疗机构管理。同时，广东省政府办公厅明确要求省卫生计生委牵头负责，省发展改革委、财政厅、人力资源社会保障厅等部门协同参与③。

医疗服务领域中公私合作模式的构建作为一种总体性制度安排的发展轨迹就此凸显。这种实践模式与社会资本办医机制创新及公立医院改革创新紧密相关，然而这种模式到底是不是PPP，无论是

① 卫计委：《中国社会资本办医论坛在厦门举办》，http://www.nhfpc.gov.cn/mohzcfgs/s9661/201303/1e5851cabcf64b67b5f77d36e629c910.shtml.

② 李亚红，林苗苗：《北京允许公立医院以特许经营方式与社会资本合作》，http://www.gov.cn/xinwen/201410/13/content_2764245.htm.

③ 广东省政府办公厅：《广东省促进社会办医加快发展实施方案》，http://zwgk.gd.gov.cn/006939748/201606/t20160615_659009.html.

学界还是实务界争论都非常激烈。由于其实践进程迄今未呈现于世人眼中，因此业界对它的规范性有着广泛的疑虑。不过邓小平同志曾经说过，“不管黑猫白猫，能抓到老鼠就是好猫”。实践是检验真理的唯一标准。因此，对于这种实践形式来说，最重要的问题是它的实际效果，它能不能带动民营医院发展，能不能实现公共利益。从其运行情况看，由于这样一种合作办医的实践大多集中在2010年后，尚处于基础设施建设阶段，并未进入正式运营，其整体效果难以评断。就已有的、运营时间在3～5年的公私合作办医实践来看，有的提前解约或难以为继，有的运营效果良好。即便是业界普遍认为运营良好的部分案例，由于其做法并不存在于现有正式政策框架内，因此对其调研难度大，其运营动机、模式、效果等亦均不为人所知。这也是本书写作的缘起。

1.2 研究综述

1.2.1 公私合作伙伴关系的界定

20世纪90年代以来，PPP在全球公共管理改革潮流中占据了标志性地位（Iconic Status）[1]，世界各国政府都日益重视推动私人部门加入公共基础设施与公共服务的发展、融资与提供过程之中。[2] 理论上学界认为这是政府治理模式从传统公共行政经由

---

① Hodge G，Greve C. Public-Private Partnerships：An International Performance Review. Public Administration Review，2007，67（3）：545－558.

② Maynard A. Public and Private Sector Interactions：An economic Perspective. Social Sciences and Medicine，1986，22：1161－1166.

Mahoney J，Mcgahan A，Pitelis C. The Interdependence of Private and Public Interests. Organizational Science. 2009，20：1034－1052.

Zheng J，Roehrich J，Lewis M.，The Dynamics of Contractual and Relational Governance：Evidence from Long-term Public-Private Procurement Arrangements. Journal of Purchasing Supply Management，2008，14：43－54.

新公共管理向新公共治理过渡的必然选择，符合公共管理网络治理模式发展的内在逻辑。① PPP因此成为公共管理学界的热点议题。目前国际上关于PPP的文献可谓汗牛充栋，然而因为概念上的模糊性、界定的多样性、意识形态的选择、不同学科迥异的研究传统等因素，对于PPP概念的基本界定仍然是令学界感到困惑且不确定的问题。② 来自各个学科领域的学者对于其概念界定有着诸多不同的看法，但其研究大致都可以归纳为狭义和广义两个维度。

从狭义的维度来看，Grimsey和Lewis将PPP界定为“私人部门参与公共基础设施建设，为其提供资本支持及支持型服务”。③ 他们的界定指出PPP主要应用于基础设施建设领域，这也就是PPP概念狭义界定共有的基本特征。Campbell则进一步指出，“典型的PPP是长期合同框架下的私人部门对基础设施或公共项目的设计、建设、融资和维修（有时候也包括运营）”。④ 这个界定强调了合作关系的持久性，因此公共部门与私人部门之间的短期合作可排除。荷兰学者Van Ham和Koppenjan主要从制度性视角来界定，认为PPP是“在基础建设领域，公共与私人

① Klign E, Koppenjan J., Public Management and Policy Networks: Foundations of a Network Approach to Governance. Public Management, 2000 (2): 135-158.

Hudson B. Analysing Network Partnerships: Benson Re-Visited. Public Management Review, 2004 (6): 75-94.

Osborne D. The New Public Governance? . Public Management Review, 2006 (8): 377-387.

② Wettenall R. The Rhetoric and Reality of Public-Private Partnerships. Public Organization Review, 2003, 3: 77-107.

③ Grimsey D, Lewis M.K. Public Private Partnerships: The Worldwide Revolution in Infrastructure Provision and Project Finance. Edward Elgar Publishing, 2007: 2.

④ Campbell Greg. Public-Private Partnerships—A Developing Market? . Unpublished Manuscript. 2001.

行动者在通过建立一定程度上的持久合作关系，共享风险、成本和资源，以共同发展物品和服务”。[①] 他们的界定强调了风险、成本和资源的分配与共享等关键因素。此后 Koppenjan 进一步将 PPP 界定为“公共与私人伙伴在计划/建设/开发基础设施过程中达成的结构性合作，双方共享并且重新分配风险、成本、利益、资源与责任”。[②] 必须要承认的是，PPP 这一概念首先是从基础设施建设领域发展而来的，而且在这一领域也拥有着深厚的历史传统。然而，PPP 之所以能够在近 20 年来成为炙手可热的命题，更主要的原因是随着公共管理模式的发展与变迁，PPP 的应用已经不仅仅局限于基础设施领域，实务界与学界都倾向于将其拓展为公共服务领域的重要制度安排。

PPP 的广义界定有很多，其中既有实务界中国际机构和政府部门等组织层面的界定，又有学者个人层面的界定。

首先，从各种组织层面的界定来看，联合国培训研究院将 PPP 界定为，“涵盖不同类型社会组织系统之间所有的制度化合作方式，其目的是解决一定地理区域的复杂公共问题，主要包含两层含义：一是为满足公共物品需要而建立的公共和私人倡导者之间的各种合作关系；二是为满足公共物品需要，公共部门和私人部门建立伙伴关系进行的大型公共项目的实施”。[③] 世界银行组织将 PPP 界定为“私人部门与政府机构之间为提供公共财产及公共服务而缔结的长期合同，在这其中私人部门须承担显著的风险

---

① Van Ham，Koppenjan J. Building Public-Private Partnerships：Assessing and Managing Risks in Port Development. Public Management Review，2001，4（1）：593－616.

② Koppenjan J.，The Formation of Public-Private Partnerships：Lessons from Nine Transport Infrastructure Projects in the Netherlands. Public Administration，2005，83（1）：135－157.

③ United Nations Institute for Raining and Research. PPP-For Sustainable Development. 2000.

和管理责任”。[①] 而经济合作与发展组织将PPP界定为“一种提高资金使用价值，并且把私人融资带到公共服务的提供中去的制度安排”。[②] 欧盟委员会对PPP的定义是：PPP是指公共部门和私人部门之间的一种合作关系，其目的是提供传统上由公共部门提供的公共项目或服务。[③] 英国财政部将PPP界定为“两个或更多的实体之间基于共享或兼容的目标以合作工作的制度安排，同时也包括某种程度上的共享权威和责任、资源共享、联合投资、风险共享以及相互利益”。[④] 而不列颠哥伦比亚（加拿大）伙伴关系组织则将其界定为“政府和商业机构之间缔结的基于联合提供资产和服务的法律合同，同时也能够在多个参与者之间分配责任与商业风险”。[⑤] 而在医疗卫生领域，世界卫生组织认为，PPP是“一系列社会行动者为提高人口健康的目标形成合力，同时认同彼此在其中的角色与原则”。[⑥] 印度健康与家庭服务部将PPP界定为“公共与私人部门在约定期限内为提供一系列服务的协同努力，其中清晰界定的伙伴关系框架、共享目标、绩效保证是关键因素”。[⑦] 中国也有力推公共服务领域PPP模式的政府部门，如财政部下属中国财政学会公私合作研究专业委员会将公私合作界

---

① World Bank Institute，Public-Private Partnerships Reference Guide Version1. 0. International Bank for Reconstruction and Development/International Development. Association or The World Bank，Washington，D. C.，USA. 2012. 11.

② OECD. Public-Private Partnerships：In Pursuit of Risk Sharing and Value for Money. Paris：OECD，2008.

③ The European Commission. Guidance for successful PPP. 2003.

④ HM Treasury. Partnerships for Prosperity：the Private Finance Initiative. HM Treasury，London. 1998.

⑤ Partnerships British Columbia. An Introduction to Public Private Partnerships. Update June 2003. Partnerships British Columbia，2003.

⑥ WHO. WHO Guidelines on Collaboration and Partnership with Commercial Enterprise. Geneva：WHO，1999.

⑦ MOHFW. Concept Note on Public-Private Partnerships. New Delhi：MOHFW，2006.

定为“政府公共部门与民营部门合作过程中，让非公共部门所掌握的资源参与提供公共物品和服务，从而实现政府公共部门的职能并同时也为民营部门带来利益”。[①]

其次，从学者个人层面的界定来看，Savas 提供了广义界定最经典的定义，他认为 PPP 是“私人部门和公共部门共同参与生产及提供物品和服务的任何制度安排”。[②] Kernaghan 认为，PPP 是“为实现共同目标和相互利益而与外部行动者构建基于力量、工作、支持、信息共享的合作关系”。[③] Osborne 认为，公私伙伴关系“包含了合同安排、联盟、合作协议及联合行动，以用于政府项目及服务的支持和供给”。[④] Lewis 将其界定为“为达到共享或可兼容的目标，建立多个伙伴间合作关系，这种关系建基于伙伴间具体角色及责任的公认分配，其工作机制可能是正式的或非正式的，也有可能是合同型或志愿型”。[⑤] Forrer 将其界定为“政府与私人部门组织正在进行的合作协议，私人部门参与到传统被认为是由公共部门提供的公共物品或服务的决策过程，甚至直接提供中去，与此同时，私人部门须分担风险”。[⑥] Engel 等人认为与公共基础设施建设的传统路径相比，“PPP 的主要特征是它将投资与服务的提供约束在单一的长期合同框架内，在长达二十或

---

① 中国财政学会公私合作（PPP）研究专业委员会课题组，等：《公私合作伙伴关系（PPP）的概念、起源与功能》，《经济研究参考》2014 年第 13 期。

② Savas E. Privatization and Public-Private Partnerships. Chatham House，2000.

③ KernaghanK. Partnerships and Public Administration：Conceptual and Practical Considerations. Canadian Public Administration，1993，361：57 - 76.

④ Osborne，S. P. Public-Private Partnerships：Theory and Practice in International Perspective. Routledge，2000.

⑤ Lewis，M. K.，Risk Management in Public-Private Partnerships. Working Paper. School of International Business，University of South Australia，2002.

⑥ Forrer J.，Kee J.，Newcomer，K. E.，Boyer，E. Public-Private Partnerships and the Public Accountability Question. Public Administration Review，2010，70（3）：475 - 484.

三十年的期限内，特许经营方能够管理和控制资产，其投资及其他成本可以通过使用者付费来补偿”。[①] 印度学者 Singh 和 Prakash 认为，PPP 是指“在特定时期内，公共行动者与私人行动者基于自愿性原则而构成的跨组织关系，并且在保持自身独立性的基础上共同行动”。[②] Bovaird 的定义是学界引用率较高的，他指出，PPP 是“公共部门组织与公共部门之外的任何组织之间基于相互承诺（高于合同约定）而达成的制度安排”。[③]

综上，我们可以看到，相对于将 PPP 局限于基础设施领域的研究来看，各种组织和各个学科学者在广义上对 PPP 存在诸多界定，因此也引发了进一步的争议。有学者质疑，在公共服务供给领域，PPP 是不是真实的治理工具创新，或者仅仅只是一种“文字游戏”[④]，部分学者认为，PPP 实际上与“合同外包”或“私有化”这样一些传统的或者说外界持贬义判断的概念密切相关[⑤]。然而随着实践探索与理论研究的进一步深入，主流研究对于 PPP 的界定至少形成了三点共识，即长期的正式契约关系、政府的主

---

① Engel，E.，Fischer，R.，Galetovic，A.，Public-Private Partnerships：When and How. 2008. http：//www. econ. uchile. cl/uploads/publicacion/c9b9ea69d84d4c93714c2d3b2d5982a5ca0a67d7. pdf.

② Singh A，Prakash G. Public-Private Partnerships in Health Services Delivery：A Network Organizations Perspective. Public Management Review，2010（12）：829 - 856.

③ Bovaird T. Public-Private Partnerships：from Contested Concepts to Prevalent Practice. International Review of Administrative Sciences 2004，70（2）：199 - 215.

④ GeertT.，Klign E.，Partnership Arrangements：Governmental Rhetoric or Go vernance Scheme？. Public Administration Review，2002，62（3）：197 - 205.

Hodge G，Greve C. Public-Private Partnerships：Governance Scheme or Language Game? The Australian Journal of Public Administration，2010，69（S1）：8 - 22.

⑤ The European Commission. Guidance for Successful PPP. 2003.

Stephen L. Coming to Terms with the Public-Private Partnership：A Grammar of Multiple Meanings. American Behavioral Scientist，1999，43（1）：35 - 51.

体责任及公共服务的合作供给构成了PPP的关键识别因素。[①] 长期的契约关系可以排除“合同外包”，而政府的主体责任可以排除“私有化”。所以我们姑且不论公共服务领域的PPP是否是一种有效的制度安排，但至少从学界对于其概念达成的共识来看，PPP能够与“合同外包”或“私有化”等概念区分开来。同时，作为一种正式的制度安排，政府基于意识形态选择也在努力避免使用“合同外包”和“私有化”这样一类的词汇，尤其在全球新公共管理的浪潮背景下，“私有化”这一类的词已经成为贬义词，而合同外包则还是一种低层次的表述，Lewis等人曾清楚描述服务外包和PPP的区别（表1－4）。[②] 因此，政府组织和国际组织非常热衷于将“公私伙伴关系”界定为一种公共服务供给的创新性制度安排。基于此，本书将公私伙伴关系界定为：为实现公共目标，公共部门与公共部门之外的任何组织基于相互承诺签订正式契约以合作供给公共服务而形成的长期性制度安排。这一概念界定更多强调的是一种在公共服务领域形成的跨组织关系，故本书采用的同样是一种广义范畴的界定。

表1－4　服务外包和PPP的区别

服务外包	PPP
公共部门和私人部门之间的委托一代理关系	公共部门和私人部门共同决策、提供公共服务

① World Bank Institute，Public-Private Partnerships Reference Guide Version1. 0. International Bank for Reconstruction and Development/International Development. Association or The World Bank，Washington，D. C.，USA. 2012，11.

Kernaghan K. Partnerships and Public Administration：Conceptual and Practical Consi derations. Canadian Public Administration，1993，361：57－76.

② Lewis，M. K.，Risk Management in Public-Private Partnerships. Working Paper. School of International Business，University of South Australia，2002.

（续表）

服务外包	PPP
公共部门提出与界定问题，提供可选方案，选择私人部门完成任务	强调在合作早期即有双方的共同参与和行动
主要优势是效率与节约成本	主要考虑有效性、协同作用和丰富产出
清晰界定目标、项目、招投标规则和服务提供方式是关键	强调共同决定目标，确立持续互动的规则，集体承诺是关键
项目管理的原则	全过程互动管理原则
招标、遴选、服务提供和检查规则的透明对良好关系十分重要	由于双方有各自的利益诉求与行为方式，因此组织间关系的运营至关重要

1.2.2 PPP的族群

所谓PPP族群，并不仅仅只是简单描述PPP的应用领域，它更多包含了一种在不同视角下审视PPP的应用目的、范围和技术等问题。例如Brinkerhoff就采用了一种基于目的类型学的分析视角划分PPP族群（表1-5）[①]，从应用各种PPP的目的出发，将现有的PPP族群划分为公共政策型、服务提供型、基础设施型、能力建构型、经济发展型等5种。从Brinkerhoff D.和Brinkerhoff J.的视角来看，所谓公共政策型PPP，主要应用在政治民主领域，关乎国家治理方式的创新。而经济发展型PPP，仍然与公共政策型PPP相似，很多是强调政府与非营利组织的合作，在社会治理领域发挥作用。基础设施型PPP也是PPP的传

① Brinkerhoff J. M. Partnership as a Means to Good Governance：Towards an Evaluation Framework. In Partnerships，Governance and Sustainable Development：Reflections on Theory and Practice，Glasbergen P.，Biermann F.，Mol APJ（eds.），Edward Elgar Publishers：Cheltenham，UK and Northampton，MA，2007：68-89.

统领域。服务提供型 PPP 自不待言，是目前欧盟、世界银行、世界卫生组织等国际组织和一些国家政府（包括中国财政部）等推崇的 PPP 新的拓展领域。值得我们关注的是能力建构型，能力建构型 PPP 明确聚焦于帮助公私的任意一方发展技术，以推进其治理系统与能力作为目标，从目的上来讲，能力建构型 PPP 非常类似于目前中国公私合作办医这种形式。

表 1-5　公私伙伴关系：基于目的的类型学分析

PPP 目的	组织结构和过程	绩效特质	规范维度
公共政策	网络	技术质量	公平
	特别工作小组	政治回应性	公民参与
	联合委员会	共识	透明性
	特使	合法性	
服务提供	合作生产	质量	问责
	合资公司	效率	商业价值与激励
	合同	效果	回应性
	伙伴关系契约	达到融资预期	
基础设施	合资企业	质量	问责
	建设—运营—转移	效率	商业价值与激励
	建设—运营—拥有—转移	物有所值	回应性
	设计—建设—运营	持久维护	
能力建构	知识网络	技能转移	所有制
	协同	知识资本	代理
	合同	社会资本	增权
	合作契约	组织制度和产出	自治/独立
经济发展	合资企业	消除贫困	公平
	合同	盈利能力	社会融合
	合作契约	持续性	增权

在 Hodge 和 Greve 看来，PPP 族群包括至少 4 种：强调联合生产及风险分享等核心特征的制度性合作，例如荷兰地方港务局的相应实践；基础设施建设方面严格缔结的长期合同，对于产出有严格控制，例如英国的私人融资计划（Private Finance Initiative，PFI）；公共政策网络，强调民主治理中松散的利益相关者之间关系的重构与加固，例如协商民主理念越来越受到各国政府推崇；市民社会和社区建设，伙伴关系成为治理文化变迁和改革的象征性符号，例如欧美各国基层社会治理模式创新。①

Mouraviev 和 Kakabadse 则为各种族群的 PPP 寻求基本的理论支撑和假定。例如，作为政策工具的 PPP，就是假定私人市场更有优势，因此能带来公共福祉；而作为组织和融资安排的 PPP，则强调了 PPP 不仅仅只是一种融资安排，更是一种管理模式与组织制度安排。②

表 1-6 PPP 的主要研究领域和理论基础

研究领域	理论基础	核心假定	权威作者
作为政策工具的 PPP	市场效率理论；物有所值	私人市场比公共部门在资源分配与利用上更有优势；PPP 能够带来更多的公共福祉	Osborne（2000），Wettenhall（2003），Grimsey and Lewis（2004），Hodge and Greve（2005）

① Hodge G，Greve C. Public-Private Partnerships：an International Performance Review. Public Administration Review，2007，67（3）：545-558.

② Nikolai Mouraviev，Nada K. Kakabadse. Conceptualizing Public-Private Partnerships：A Critical Appraisal of Approaches to Meanings and Forms. Society and Business Review，2012，7（3）：260-276.

（续表）

研究领域	理论基础	核心假定	权威作者
作为组织和融资安排的PPP	物有所值；交易成本经济学；治理理论	相较于政府单独提供服务，PPP作为多元化制度安排能有效降低成本，创造价值	Klijn and Teisman（2000），Asenova and Beck（2003），Vining and Boardman（2008）
PPP绩效、风险分配和关键成功因素	有效风险分配理论；治理理论	风险应当转移到最能够降低成本一方；有效的伙伴关系治理是成功的关键因素	Hall（2008），Sadka（2007），Morallos and Amekudzi（2008）

作为近20年全球公共管理领域一种创新性制度安排，PPP在教育、医疗、警察、机场、铁路、监狱、公路、桥梁及供水等多个领域都被实务界及学术界广泛讨论与应用。自英国于20世纪90年代提出PPP的应用之后，美国、法国、德国、加拿大、澳大利亚、日本等发达国家都在不同程度上应用PPP模式，发展中国家如中国、印度等国家也都开始进行PPP实践。医疗卫生领域正是这些国家进行PPP尝试的主要试验场。当然，在医疗卫生领域，传统的PPP主要还是应用于医疗基础设施建设方面，然而近十年以来，随着PPP实践的逐步深入，医疗服务领域的PPP也开始受到重视。

1.2.3 医疗服务领域PPP的应用

不同于早期仅仅把公私伙伴关系的应用局限于医疗基础设施建设领域，近年来越来越多的国家正积极地在医疗服务供给领域导入公私伙伴关系模式。仅在2010年，全球医疗服务领域就签订了近40亿美元的PPP合同。[①] 目前，国际上关于医疗服务公私伙伴关系的研究主要集中于以下方面：（1）各国政府采取公私伙伴关系的动因。学界普遍认为，政府资金的短缺、成本超支、医疗服务质量降低等方面的原因使得各国政府不约而同地采取公私伙伴关系模式，希图引入在运营效率上更具优势的私人资本创造一种竞争性的制度安排。[②] （2）医疗服务公私伙伴关系的典型模式。按照政策规制的松紧程度，大致区分为三类。第一类强调政府对于伙伴关系的管控，通过特许经营、合同外包与私人融资等手段，允许私人资本从事医疗辅助服务，如英国的“私人融资计划”[③]、澳大利亚的“维多利亚伙伴关系”（Partnerships Victoria）[④]、意大利的制度性PPP体系[⑤]，等等，大部分国家均强调政府对于医疗服务的责任，严格限定私人资本进入医疗服务领域的资质。第二类则是典型意义上医疗服务领域的PPP，私人机构以取得政府特许经营权的形式提供医疗服务，如西班牙的“阿尔奇拉”（Alzira）模式。[⑥] 第三类更加近似于私有化，私人资本可以从事核心医疗服务，印度是其中的典型代表。[⑦] （3）影响合作关系的

---

① Roehrich J, Lewis M, Geogre G. Are Public-Private Partnerships a Healthy Option? A Systematic Literature Review [J] . Social Science and Medicine, 2014, 113: 110-119.

② Watson D. The Rise and Rise of Public Private Partnerships: Challenges for Public Accountability. Australian Accounting Review, 2003, 13 (3): 2-14.

③ Deakin N. Public-Private Partnerships: a UK Case Study. Public Management Review, 2002 (4): 71-89.

④ Roehrich J, Lewis M, Geogre G. Are Public-Private Partnerships a Healthy Option? A Systematic Literature Review. Social Science and Medicine, 2014, 113: 11 0-119.

⑤ Sciulli N. Public Private Partnerships: an Exploratory Study in Health Care. Asian Review of Accounting. 2008, 16 (1): 21-38.

⑥ Cappellaro G, Longo F. Institutional Public Private Partnerships for Core Health Services: evidence from Italy. BMC HealthServices Research, 2011 (11): 82-90.

⑦ Singh A, Prakash G. Public Private Partnershipsin Health Servicesdelivery: A network organizations perspective. Public Management Review, 2010 (12): 829-856.

关键因素。学者们从跨组织关系的角度出发，指出共同目标、灵活的合同框架、合作与共识决策、承诺、信任等是影响合作有效运营的关键因素。[①] 尤其须重视的是，诸多学者强调在医疗服务公私伙伴关系中，公共部门与私人部门的价值冲突对于合作关系的显著影响，主流的观点建基于组织公共性理论，认为医疗服务的公私伙伴关系更多应体现公共利益[②]，这一点对于中国目前正在进行的医疗服务改革有着极其重要的启示意义。

尽管医疗服务公私伙伴关系在全球范围内都是新的命题，国内学界对这一领域已有所关注。大多数成果都聚焦于引介盛行于西方国家的医疗服务公私伙伴关系潮流并分析中国情境下的适用性问题，指出推进正式的公私伙伴关系是契合于我国推进社会资本办医健康发展的战略选择[③]，然而鲜有对于目前类似于公私伙伴关系的合作办医实践的经验研究，理论与实证研究的空白也给

---

① Basilio A, Anne S, Pamela S. Spanish healthcare public private partnerships: The "Alzira model". Critical Perspectives on Accounting, 2011, 22: 533-549.

Lonsdale C. Post-Contractual Lock-in and the UK Private Finance Initiative (PFI): the Cases of National Savings and Investments and the Lord Chancellor's Department. Public Administration, 2005, 83 (4): 67-88.

② Essig M, Batran A. Public Private Partnership-Development of Long-Term Relationships in Public Procurement in Germany. Journal of Purchasing Supply Management, 2006, 11: 221-231.

Saltman R. Melting Public-Private Boundaries in European Health Systems. European Journal of Public Health, 2003, 13: 24-29.

Anderson S. Public, Private, Neither, Both? Publicness Theory and the Analysis of Healthcare Organizations. Social Science and Medicine, 2012, 74: 313-322.

③ 周成武，等:《公私合作伙伴关系在卫生领域的应用》,《中国卫生经济》2006年第5期。

吴梅:《公私合营（PPPs）模式的国际实践评述》,《中共宁波市委党校学报》2012年第5期。

陈龙，等:《公共卫生领域的公私伙伴关系研究综述》,《云南行政学院学报》2012年第5期。

相关政策安排带来了极大的困难。我们也许能为这类问题的研究提供一些有益的经验与思路。

1.2.4　伙伴关系管理的关键成功因素与风险控制

公立医院与民营医院缔结的长期合作契约是战略联盟的一种特殊形式。在战略管理领域，已经有大量研究指出战略联盟的不稳定性，其失败概率超过60%。[①] 因此企业战略联盟研究趋向于认为，相较于正式的制度框架，伙伴关系管理对战略联盟绩效的影响更为关键。[②] 它不仅仅意指正式制度框架，更多强调的是一种非正式的跨组织关系。因而从跨组织关系来讨论伙伴关系管理是战略联盟绩效的逻辑终点。对此，从事PPP研究的学者持相同看法，如Hodge和Greve就强调伙伴关系互动比法律与政策框架更重要。[③] 更为关键的是，PPP实践实质上是一种异质性组织间合作关系，在异质性组织之间保持合作关系的稳定性是一个具有挑战性的问题。经验研究揭示了许多PPP实践在运营过程中是一种非实质合作的关系。[④] 合作关系难以维系，是因为异质性组织的合作遭遇到目标、权力与价值等难以平衡的冲突。[⑤] 从这个意

① Das T. K.，Teng B. Instabilities of Strategic Alliances：An Internal Tensions Perspective. Organization Science，2000，11：77－101.

② Spekman，R E，Forbes，T M Isabella，L A，Macavoy，T C. Alliance Management：a View from the Past and a Look Tothe Future. Journal of Management Studies，1998，35（6）：747－772.

③ Hodge G，Greve C. Public-Private Partnerships：an International Performance Review. Public Administration Review，2007，67（3）：545－558.

④ Klign E，Teisman G. Institutional and strategic barriers to public private partnership：an analysis of Dutch cases. Public Money and Management，2003，23：137－146.

⑤ Ramiah I，Reich M. Building Effective Public-Private Partnerships：Experiences and Lessons from the African Comprehensive HIV/AIDS Partnerships（ACHAP）. Social Science and Medicine，2006，63：397－408.

义上来看，公共部门与私人部门形成的联盟会更加脆弱。因此，伙伴关系管理中的关键成功因素与风险防范成为学者们重点讨论的话题。

Hofmeister 和 Borchert 根据瑞士 PPP 的实践经验，认为以下因素尤为重要：公、私双方须克服教条主义的思维惯性，采用新的治理规则；PPP 的设计须审慎，要注意到长期目标与短期目标的平衡，短期行为会显著增加失败概率；须明确多个合作伙伴相互之间的权利与义务；精心挑选合作伙伴，支持公共部门甄选和确认私人伙伴；伙伴关系各方须就其绩效期望值达到平衡，确保风险分担的公正；要充分考虑国家政治文化环境和组织文化环境等特定因素[①]。欧盟委员会认为伙伴关系管理的关键要素包括共同决定的目标，合作与共识决策，非层级的、扁平化的机构运作过程，基于信任的非正式关系，协同交互作用，对于产出的共同责任[②]。Brinkerhoff 界定了伙伴关系的两个关键因素——互惠与组织认同：互惠包含了对于组织目标的共同承诺，以及伙伴方对于共享控制和责任的执行的程度，所有合作方都有机会影响到他们的共享目标、过程、产出及评估；组织认同则是指合作双方对于联盟组织的认同与责任，这构成了伙伴关系增值的基础[③]。

Wildridge 等人从环境、成员资格、过程与结构、沟通、目标等多个维度归纳了 PPP 的关键成功因素[④]：

---

① Hofmeister A.， Borchert H. Public-Private Partnerships in Switzerland：Crossing the Bridge with the Aid of a New Governance Approach. International Review of Administrational Sciences，2004，70（2）：217－232.

② European Commission. Guidelines for Successful Public-Private Partnerships. Brussels，Belgium ：European Commission，2003.

③ Brinkerhoff JM. Government-NGO Partnership：a Defining Framework. Public Administration and Development，2002，22（1）：19－30.

④ Wildridge V.，Childs S.，Cawthra L. How to Create Successful Partnerships—a Review of the literature. Health Information and Libraries Journal，2004，21：3－19.

（1）环境：协同合作的历史；合作组织的正当性与合法性；有利的政治与社会气候。

（2）成员资格：相互尊重、理解与信任；成员间适宜的界面；成员认为合作能够实现自己的个体利益；妥协的能力。

（3）过程与结构：成员间能够共享利益；参与的多层次性；灵活性；清晰的角色和政策准则；适应能力；适宜的发展节奏。

（4）沟通：开放而且频繁；非正式关系和沟通联系。

（5）目标：具体并且能够实现；共同愿景；目标的唯一性。

Dickinson 和 Glasby 则是从潜在风险方面指出了影响 PPP 成功发展的因素：在众多 PPP 实践探索中，绩效结果不明确，因此就伙伴关系构建的真正目标而言，双方无法达成共识；虽然强调公平，但在很多伙伴关系的运营过程中公共部门是强势一方，因此有负面评论提出所谓“伙伴关系”只是为了避免“接管”这样的表述；声称构建伙伴关系是为了给病人提供更好的服务，实际上在运作过程中却将组织自身利益当成首要目标；把伙伴关系的构建当成解决一切现存问题的灵丹妙药，对其能力期望过高，因此遇到实际问题时一触即溃，反过来削弱了 PPP 的根基[①]。国内学者李丹阳则认为公、私部门双方的合作有可能产生目标冲突；有可能形成共谋导致公共利益损失；存在价值和行为方式的冲突；公共部门对私人部门缺乏足够的监控资源和有效的监控能力；私人部门的创新能力和意识可能受到压制；没有减少管制反而加剧管制；绩效评估难度大[②]。

诚如前文所述，公、私医院联盟是战略联盟的一种特殊形

---

① Dickinson H.，Glasby J. Why Partnership Working Doesn't Work：Pitfalls，problems and Possibilities in English Health and Social Care. Public Management Review，2010，12（6）：811－828.

② 李丹阳：《当代全球行政改革视野中的公私伙伴关系》，《社会科学战线》2008年第6期。

式。之所以特殊，是因为当前各国政府均强调自身在医疗服务供给领域的责任，将医疗服务作为公共物品来供给，因此公立医院与民营医院的联盟非常容易受到政治因素的影响，政府对其有着严格的规制。这种政治敏感性使得公立医院与民营医院的合作比企业战略联盟更为复杂。在新医改的特定场景下，中国有着迥异于西方的实践背景，我们很难去照搬西方的模式与经验；另一方面，从国内现有文献来看，基本还停留在引介西方经验的阶段。在一些专业会议上，学者们热衷于争论这种合作的性质是不是PPP，而实务界精英则更关注哪种模式比较稳健可行，其最终都指向伙伴关系的运营实效问题。现有研究并未深入到这个领域。公立医院与民营医院合作的实践探索虽然很多，但其运营过程并不为人所知，我们能否将其代入PPP的分析框架，或者说从PPP这样一个庞大的知识体系中，我们能够吸取到多少养分？这需要我们从一般的社会科学理论出发，发掘实践中的经验与问题，其重点即是公私合作办医的伙伴关系运营。

1.3 研究问题

基于前文陈述，本书重点探讨的元问题是中国医疗服务场域中这场公立医院与民营医院的实践是否具有推广价值，亦即能否将它纳入中国政府宏观政策安排。这涉及价值与实践两个层面的具体考量。

首先，是价值层面，我们能否为这种实践找到合法性依据？它需要达到什么样的规范性要求？这是应然的问题，也是本书理论部分需要重点分析的问题。

其次，实践层面，包括两个方面的问题：

第一，国际上医疗服务公私合作涉及哪些模式？呈现出何种特征、经验与问题？相应地，中国医疗服务场域中，政府、公立医院、社会资本的合作办医有哪些典型范例？其运营概况如何？

哪些探索比较稳健，值得进一步发掘经验素材？

第二，中国医疗服务场域中公立医院与民营医院合作办医的实践运营状况如何？呈现出哪些经验与问题？是否能总结出一个比较切实可行的合作模式？这也是本书重点研究的问题。

1.4　研究内容与方法

1.4.1　研究内容

全书共分为五部分。

第 1 章绪论首先阐述研究的实践背景，从中国医药卫生体制改革的实践演进论证新医改的必要性，指出新医改政策推进公立医院与民营医院协同发展的价值，在此基础上分析民营医院的发展困局，指出公私合作办医作为一场诱致性制度变迁的自发性与必然性。其次，通过文献综述回顾国际上公私合作领域的主要研究脉络，包括概念的相关界定及其分类、主流研究中关于公私合作的族群、医疗服务领域的公私合作实践，以及公私合作伙伴关系构建的关键因素与风险防范，在此基础上讨论目前中国场域中公私合作办医实践的规范性问题，进而提出本书研究的问题。

第 2 章侧重于阐释中国场景下公私合作办医实践的理论基础，从公共经济学视角分析医疗服务作为准公共物品由私营资本提供的理论依据，进而从新公共管理、新公共治理理论视角分析公立医院与民营医院合作办医的合法性基础。理论部分重点从跨组织合作相关理论视角分析中国公私合作办医过程伙伴关系的构建。具体来说，通过资源依赖理论、交易成本理论、社会交换理论、组织公共性理论的渐次演绎，为中国场景下公私合作办医实践寻找理论分析视角，为案例研究奠定理论基础。

第 3 章重点对国内外医疗服务领域公私合作实践的主要模式、经验及问题进行归纳，国外实践既包括英国、澳大利亚、西班牙、意大利、德国等发达国家，也包括巴西、南非、印度等发展中国家，以资借鉴。国内实践材料尽管有限，但其基本内容既涵盖了公立医院托管民营医院，也包括了专业社会资本托管公立医院的实践，通过比较研究，分析公立医院托管民营医院在实践中的可行性。

第 4 章对中部某省会城市、北方某直辖市、西部某省会城市三地由 3 家大型的一流水平的公立医院与 4 家民营医院构成的 4 对公私合作办医伙伴关系运营进行跨案例比较分析，案例研究坚持以事实为依据，以对这些医院的主要负责人和中层干部的访谈材料为主要证据，结合内部文件与新闻报道，对 4 个案例进行若干维度的评价与分析。首先从政治支持角度分析其启动背景；其次分析其合作动机；再次从治理结构、管理者、运营效率观三个维度对医院运营的关键因素进行分析；最后从公私利益是否平衡分析其产出性质。最终总结、归纳 4 个案例中呈现出的主要经验，提出公私合作办医的三方主体框架。在此基础上提出政府主导下的公立医院与民营医院合作办医项目设计思路、原则及运作等政策建议。

第 5 章结语部分总结全文，归纳本书的主要结论和创新点，着重说明本书在理论上和实践中的管理意义，并指出本书的不足和未来的研究方向。

1.4.2　研究方法

第一，文献综述与理论研究：鉴于医疗服务公私伙伴关系研究在西方国家理论研究的热度及模式的多样性，本研究对国外涉及公私合作的海量文献进行归纳比较。对于中国场景下自发形成的公私合作办医实践亟须规范引导，而理论研究本质上是一种规范分析方法，因此对于相关理论的分析，可以为下一步的实地调查与案例分析提供规范的分析视角及框架。

第二，案例比较研究：本研究采用案例研究的方法，因为这一方法能够引导研究者关注那些没有明确答案但现实意义重大的问题[1]，特别适合于对现象的理解和研究，阐述“如何”与“为什么”等性质的问题[2]。本研究本质上是一项探索性研究，采用案例研究的方法能够对这一领域所发生的真实故事进行客观的呈现和深入的理性分析。同时，相较于单案例研究，多案例研究设计遵循“复制逻辑”，可以对案例中呈现的理论观点进行反复的对比验证，从而提高研究效度[3]。为达到这一目的，本书采用以下质量控制措施。

（1）资料收集采取实地调研与深度访谈的形式。实地调研自 2013 年 10 月至 2014 年 5 月在案例医院所在的三个城市展开。笔者对案例医院医疗服务运营进行实地观察，并参与了合作办医各方联合组建的“管委会”（管理委员会）会议，结合相关二手资料（卫计委医政工作简讯、新闻报道、合作框架协议、医院网站资料、管理文件、会议纪要等）取得对案例中的公立医院参与合作办医的直观印象。在此基础上确定访谈对象均为医院高层或者合作办医工作负责人。

（2）访谈框架围绕但并不局限于以下问题展开：

① 合作办医的背景及目的。

② 合作关系的构建涉及哪些主体，政府相关部门在其中扮演了什么样的角色。

③ 合作过程中哪些问题值得重视，有哪些关键因素影响伙伴关系的运营。

---

① 艾森哈特：《自序》//李平，曹仰峰：《案例研究方法：理论与范例——凯瑟琳·艾森哈特论文集》，北京大学出版社，2012 年，第 1－4 页。

② Yin R. Case Study Research：Design and Methods. Sage Publications，2003.

③ Eisenhardt K，Graebner M. Theory Building from Cases：Opportunities and Challenges. Academy of Management Journal，2007，50（1）：25－32.

④ 合作过程中有没有管理上的冲突，作为主要管理者怎么看待这些冲突。

⑤ 合作的效果怎么样，是否达到预期。

⑥ 什么样的合作方式比较理想，需要哪些支持。

（3）采取半结构式访谈的方式，建立案例资料库。与访谈对象进行深度交谈，每次访谈时间半小时至三小时不等，在取得访谈对象同意的前提下访谈过程全程录音。每次访谈结束后坚持当天完成记录，建立并拓展案例资料库。根据案例资料库的整理情况对访谈对象进行追加访谈。

（4）案例分析坚持价值中立立场。本研究中出现的关键事实证据，都得到了其他访谈对象的主动证实或者其他渠道（新闻报道、会议纪要、文件资料，等等）的支撑，构成三角证据源，同时分析过程坚持以事实、材料为依据，保证了研究数据、资料的客观性及研究的效度。

第2章　公私合作办医的理论基础

2.1　医疗服务的属性与供给方式：公共经济学相关理论视角的分析

从公共经济学相关视角进行分析，由于负的外部性、信息不对称、垄断等问题，医疗服务领域存在着市场失灵现象，这一点已是学界的共识。我们可以看到，多年的市场化改革过程中，优质医疗服务资源越来越集中于拥有垄断性技术资源的大型公立医院手中。但这绝不意味着市场化就是医疗服务改革的“阿喀琉斯之踵”。近年来，有学者全盘否定第一轮医改的成果即建基于一个基本价值判断：市场化改革是导致中国医疗服务公平性缺失的根源。殊不知，市场化手段本身即以效率最大化为根本目的，然而，市场这只“看不见的手”不能解决资源的公平分配问题。所以在医疗服务领域，如果政府的宏观调控不力，其负效应会加倍放大，从而动摇医疗服务体制改革的根基。基于意识形态的选择，新医改政策极力强调基本医疗服务的公益性质，与此同时巧妙地回避了“市场化”这样的表述。但改革的实施路径却是清晰的，“多元化办医”政策中推进社会资本办医的制度安排实际上强化了市场化机制。关键问题是，我们有“推”社会资本办医的政策，却无“拉”的相关政策跟进。在中国，政府大力推动社会资本办医，如果相关管控政策跟不上，存在监控真空，那就极有可能影响医疗服务质量。因此，在中国医疗服务改革的基本架构中，包括公立医院在内的各种公共部门与私人部门的界限到底在哪里，需要我们审慎地理性思考。公共经济学体系中的公私物品理论能够为我们提供极富启发意义的分析视角。

2.1.1 公共物品的基本界定与属性

自人类组成群体、形成结社与社会化生活以来，公与私之间的辩证关系就一直伴随着人类文明发展始终。从社会学的角度来看，任何社会现象和社会行为都是由单一个体行为和由个体构成的群体行为交互形成的。从经济学角度来看，微观经济学解决微观或个体经济行为，而宏观经济学则解决群体或公共经济行为。人类社会生活首先是由一系列的个体经济行为构成的，在一定条件下，个体的行为共同结成一定的社会关系，这种社会关系又固定化为一种社会制度，由此构成了纷繁复杂的人类社会。一方面，单个的个人行为和群体行为都是私人性的，个人行动的目的首先是追求私人利益，满足私人需求；另一方面，个人与群体在社会中的交互作用又产生了彼此间的“公共”问题，个人之间、群体之间需要对彼此共同的“公共”事务进行认知和处理。因此，公与私之间的辩证关系一直是贯穿于人类社会发展过程中的一对核心矛盾，在思想理论和行动实践上都极富辩证意味。[①] 在由单个人的社会行为构成的任何人类社会现象中，公与私作为人类活动的一体两面都同时存在着。亚里士多德的“政治人”假设强调人是政治的动物，国家高于个人，仅在国家之中个人才能实现自己的价值。[②] 亚当·斯密的“经济人”假设则强调个人的自利活动经由“看不见的手”会带来“公益”，导致资源配置的“帕累托最优”。

---

① 席恒：《公共物品供给机制研究》，西北大学博士学位论文，2003 年。

② ［古希腊］亚里士多德：《政治学》，吴寿彭译，商务印书馆 1997 年版。

此后，萨缪尔森的两篇著名论文《公共支出的纯理论》和《公共支出理论图解》成为公共物品的经典支撑理论。他将公共物品定义为“每个人对这种产品的消费，都不会导致其他人对该产品消费的减少”。斯蒂格利茨认为：“公共物品是这样一种物品，在增加一个人对它分享时，并不导致成本的增加，而排除任何个人对它的分享都要花费巨大成本。”[①] 萨缪尔森与斯蒂格利茨的公共物品概念被称为“纯公共物品”，其基本特性有两点：消费上的非竞争性和使用上的非排他性。这两点特征构成了经典公共物品理论的基石。所谓消费的非竞争性，亦可称为消费的不可分割性。对于一般意义上的私人物品来说，如果组织或者个人消费了这一物品，别的组织或个人就无法消费了。而公共物品则不同，某项公共物品一经提供，那么这种公共物品的使用人数的多少及效用覆盖范围，是与该项公共物品的数量、成本的变化无关的。或者说，新增一个单位的消费量边际成本为零，这也意味着公共物品在消费时无法分割。而使用的非排他性，则是指公共物品可以无差别地由应当享受的每个社会成员共同使用，一个或多个社会成员享用这种产品，并不排斥其他社会成员享用。不管物品的提供者是不是愿意与其他人一起分享该物品的消费，只要是在该项公共物品的效用覆盖范围内，其他任何人都能分享其利益[②]。这也显示了公共物品强烈的公益性，与私人物品消费时的排他性是形成鲜明对比的。

自萨缪尔森提出公共物品概念以来，公共物品理论得到了极大的发展，人们对公共物品的分析和理解也不断深化，公共物品的内涵更加宽泛，人们认识到诸如纯公共物品、俱乐部产品、公

① ［美］斯蒂格利茨：《经济学》，姚开建等译，高鸿业等校，中国人民大学出版社1997年版。

② 郭小聪：《政府经济学》，中国人民大学出版社2003年版，第20页。

共资源、优效品、准公共物品等一系列围绕公共产品展开的相关概念，并明确了公共物品与外部性、产权之间的联系。

2.1.2　医疗服务产品的混合属性与联合供给

从公共物品的基本属性切入分析医疗服务，与一般化商品相比，医疗服务明显具有异质性特征。

首先，对于公共卫生而言，它具有典型意义上的公共物品特征。计划免疫、环境卫生、慢性病监测和传染性疾病预防科控制具有显著的非竞争性和非排他性特征，如果没有外在监督约束、激励措施和相应的组织技巧，很可能产生广泛的“搭便车”问题而无法由市场机制来供给。这正是公共卫生作为一种纯公共物品由政府直接供给的理论基础。

其次，在高端医疗服务领域，较高标准的医疗卫生和特需服务项目如医学美容与整形则属于私人物品，可以根据客户的消费意愿与能力为其量身定制个性化的诊疗方案和特殊照料。这也为民营医院介入医疗服务领域提供了初始的合理性。

最后，在基本医疗服务领域，经典的公共物品理论却遭遇到明显的分析困境。因为医疗服务产品总体上并不具备非竞争性和非排他性特征。如哈维·罗森就指出：“在某些场合，医疗保健服务和住房是由公共部门提供的私人产品。”[①] 然而，同时将一般的医疗服务作为私人物品供给，理论上也无法克服信息不对称问题和外部性问题，卫生经济学领域正是基于这一视角提出了“诱导需求”以分析不断增长的医疗服务费用。

事实上，在人类经济社会活动中，不存在所谓绝对意义上的纯粹社会现象或事物，在两个相互对应的事物和现象的连续谱

---

① ［美］哈维·罗森：《财政学（第四版）》，平新乔等译，平新乔校，中国人民大学出版社 2000 年版，第 59 页。

上，通常存在大量的过渡型和中介型状态。公共物品与私人物品概莫能外。从消费和使用的视角，即按照物品的竞争性或排他性的程度来划分，在公、私物品之间往往存在内容丰富的中间地带。布坎南就指出，公共物品不但可以包括萨缪尔森定义的“纯公共物品”，“也可以包括‘公共性’从0到100%的其他的一些物品或服务”[①]。因此我们对物品的划分做如下理解：它可以划分为公共物品和私人物品，同时公共物品亦可以划分为古典意义上的纯公共物品和准公共物品。这样一种划分是得到了人们普遍认同的。

准公共物品又可以分成以下几类：（1）第一类是无排他性或弱排他性但有一定竞争性的物品。2009年诺贝尔经济学奖获得者埃莉诺·奥斯特洛姆将其称为“公共池塘物品”[②]，实际上它们是“公有资源”或“公共—私益”物品。（2）第二类是在消费上具有非竞争性，但同时兼具排他性特征的物品。这类公共物品被奥斯特罗姆称为排他性公共物品。（3）第三类物品是同时具有非竞争性和非排他性的基本特征，但到一定程度上会出现排他性和竞争性问题的物品。这一类公共物品达到的某一使用水平点可称为拥挤点（point of congestion）。在拥挤效应发生之前，每增加一个消费者的边际成本为零；达到拥挤点之后，增加一个追加的消费者其边际成本将大于零，因此这类公共物品可称为拥挤的公共物品，或者说“俱乐部物品”。[③]

如果我们将“俱乐部物品”拓展到服务领域，如教育、住房

---

① ［美］詹姆斯·布坎南：《民主财政论——财政制度和个人选择》，穆怀朋译，商务印书馆1993年版，第20页。

② ［美］文森特·奥斯特洛姆，埃莉诺·奥斯特洛姆：《公益物品与公共选择》//［美］迈克尔·麦金尼斯：《多中心体制与地方公共经济》，毛寿龙译，上海三联书店2000年版，第188页。

③ 席恒：《公与私：公共事业运行机制研究》，商务印书馆2003年版，第16页。

和医疗领域，那么在政府财政供给能力达到极限的情况下，拥挤效应就会发生。事实上，随着医疗服务需求的快速增长，世界上没有任何一个国家有实力将医疗服务产品作为纯公共服务物品向全社会供给，就算有的话，也只会停留在低层次和低质量层面。20世纪中后期欧洲大陆国家普遍陷入的“福利国家危机”主要就是肇端于医疗服务行业，政府的单一供给在全球范围内都饱受诟病。因此各国政府引入私营资本进入医疗服务领域，公私伙伴关系成为全球医改的焦点内容。

2.1.3 医疗服务产品的供给方式

将公共物品划分为纯公共物品和准公共物品是一种学理层面的分析，实践中医疗服务的产品属性与供给过程要复杂得多。如果从经典经济学视角来分析，医疗服务不属于公共物品的范畴。在漫长的人类历史进程中，医疗服务也主要是由私人供给。然而，随着经济学理论的发展，人们日益发觉经典经济学理论无法解决“市场失灵”问题。正是在这个意义上，二战之后欧洲大陆国家普遍实行“福利国家”体制，将医疗服务作为由政府直接供给的公共物品。然而实践进程中，这种制度安排却普遍体现出低效率特征。据此，公共选择学派提出了公共物品供给的“政府失败论”，那么如何实现对医疗服务领域“政府失败”的救治？公共选择学派开出的药方是“引入市场机制打破政府独家生产公共物品的垄断，在公共部门恢复自由竞争，改善官僚体系的运营效率”[①]。所以有舆论强调，政府在医疗服务领域公益性的回归就是要否定市场化的发展方向或者就是政府又把所有公立医院的经营管理职能收回直接办医，在理论与实践上都只能是违背经济社会

① 丁煌：《西方行政学说史》，武汉大学出版社1999年版，第383页。

发展规律的一种倒退。所以，多元化办医战略强调公立医院坚持公益性原则与鼓励社会资本进入非营利医疗服务领域的策略并不矛盾，理论上也有坚定的支持，关键还在于具体的制度安排。

公共选择学派的代表人物埃莉诺·奥斯特洛姆曾明确地对公共物品的生产与提供进行区分。所谓的“生产是指物理过程，据此公益物品或服务得以成为存在物，而提供则是消费者得到产品的过程。与提供相关的是为公益物品或者服务融资以及使用或者消费公共物品和服务”①。公共物品这种生产与提供可以分离的特性，激发了我们对政府、其他公共部门和有共同利益诉求的社会群体或公众的关系进行更深入的思考。美国学者萨拉蒙提出了一个他称之为“委托政府”（Third-party Government）的理论，即政府将提供公共服务的任务委托给非政府组织（社会组织或私营企业）来运营。②

从这个角度来看，由于基本医疗服务领域主要是提供准公共物品，其性质决定了供给方式的多元性。因此，无论是公立医院，还是民营医院，都可以成为政府一方的代理人，成为供给主体。在这种委托—代理关系中，政府的职责很清晰，即政策引导和监管；而公立医院和民营医院均可以成为医疗服务的直接提供方。这种设想非常理想化，但是否能落到实地还要看政府能否建立有效的管控机制和连接机制。一方面，从现有政府与公立医院的关系来看，公立医院行政化机制并没有改变，同时产权关系界定不明。这就导致治理结构的混乱，在实际的运作过程中又导致多头领导。所以，我们经常可以看到医院一

---

① ［美］迈克尔·麦金尼斯：《多中心体制与地方公共经济》，毛寿龙译，上海三联书店2000年版，第93页。

② ［美］莱斯特·萨拉蒙：《全球公民社会——非营利部门视界》，贾西津、魏玉等译，社会科学文献出版社2002年版，第187页。

年四季疲于应付各类检查，院长疲于应付文山会海，成为中国特色公立医院管理的重点工作。更重要的问题是，政府强调公立医院的根本属性是公益性。然而对于大部分城市的公立医院来说，它们还是事实上的经营管理主体，要应对巨大的竞争压力与生存压力。在解决自身生存发展基本需要的前提下，公立医院在公益性改革方面还可做出一些创新性探索，如带动民营医院规范办医。因此，公立医院尤其是城市大型公立医院在当前中国医疗服务体制改革中的角色和地位还需要有进一步的规划与重新定位。另一方面，从民营医院与政府的关系来看，问题更为突出。政府对公立医院更多是基于一种体制内行政从属关系的管控，而社会资本大举进军医疗服务领域，几年时间民营医院数量剧增，而政府的政策有“推”无“拉”。这样势必会形成管理上的真空，短期内会不会引起医疗市场的混乱？根据目前中国医疗服务场域自发形成的公私合作办医潮流，我们能不能因势利导，形成中国背景下公私伙伴关系的一种新的类型与制度安排？对此，需要做进一步的理论拓展。

2.2 公私合作办医的合法性审视：公共管理相关理论视角的分析

2.2.1 “新公共管理”与医疗服务改革

从公共管理的视角来分析医疗服务卫生领域的问题，需要解决一个有争议的前导性假设：医疗服务体系的制度安排与改革是否符合公共管理理论的发展逻辑？在国家的公共服务和社会管理政策安排中，始终充斥着效率和公平均衡性问题的讨论。尽管要实现完全的均衡事实上是不可能的，然而效率与公平的均衡却是各国政府在治理正当性方面不能回避的核心目标。医疗服务领域的相关政策安排则紧扣这一命题。所以，我们发现各国政府的卫生政策改革成为每一次公共管理改革的主要内容，其实践发展反过来推动政府治理模式的调整。如20世纪七八十年代在全球范围内推进的“新公共管理”（New Public Management）运动，即以医疗服务改革作为主要内容。

所谓“新公共管理”，是对20世纪70年代末80年代初以来西方改革运动的总结，被许多学者和政府官员视为政府治理的新模式。随着西方各国由工业化社会向后工业化社会转变，科层制这一传统政府管理模式的有效性大打折扣，变得机构林立，创新乏力，难以适应迅速变化、不稳定的社会环境，甚至日益成为社会经济进一步发展的障碍。在哈耶克、弗里德曼等强调“小政府”理念的自由主义学者的影响下，这场“新公共管理”运动的核心即为“民营化”。“新公共管理”以“经济人”为行为假设，以市场化和管理主义为政策取向，强调结果和顾客导向，关注了公共部门的微观经济问题，是新自由主义在国家问题上的表现。其主要观点认为，一个节俭、高效运转的政府，必然会推行减税、低通胀和优质服务，而优质服务的动力与源泉正是来自私人部门在商业领域的成功实践。民营化思潮的兴起，象征着在公共服务领域引入市场竞争机制，政府在公共服务领域的单一供给无法克服“政府失灵”，它无力应对公民持续、快速增长的公共服务需求。因此，政府需要主要扮演“掌舵者”角色，而其“划桨者”角色需要淡化。从这个角度来看，合理界定公共服务和社会管理领域的政府职能，将政府角色予以缩减与转换，修订法令解除管制，让私营部门参与公共事务，以提升公共服务的品质和效率，正是新公共管理的思想内核。[①]

新公共管理运动在经济社会领域产生了深远的影响。国有企

---

① 戴晶斌：《现代城市公私伙伴关系概论》，上海交通大学出版社2008年版，第15页。

业改革领域将民营化运动贯彻到底，其改革的结果实际上只能说是功过参半。相比较而言，医疗服务领域的改革则遭受了最为猛烈的抨击。在英国，医疗服务领域的“内部市场”改革被认为是政府急于甩掉财政包袱的休克疗法。而在中国，医疗服务领域市场化改革启动之后，由于缺乏行之有效的管控措施，出现了严重的“市场失灵”现象。其突出表现就是信息不对称导致医药费用大幅度增长，医疗体系受到“看病难，看病贵”的责难。医疗服务领域对于资源的公平分配有着极强的敏感性，纯粹的民营化或私有化策略将招致严重的恶果。

我们也不能就此认为“新公共管理”是一场“民进国退”的政策倒退。它本身就是一场标榜“效率至上”的运动，市场化改革实际上已经极大地提高了中国医疗服务的供给能力，所以我们再次强调基本观点，市场化不是医改困境的痛点，恰恰是不完善的市场体系使得其问题被放大。在顾昕等学者看来，中国的医疗改革其实是一种“行政型市场化”，供给主体公立医院的经营管理从方方面面须接受行政协调机制的掣肘。[1] 而与此同时，多个部门对公立医院的管理都可以插一手，反而无法形成合力，从而产生监管的真空地带，极易发生权力与资源的“寻租”交易。中纪委一项调查显示，教育、医疗、建设工程、人事及公检法五大领域是腐败多发地，而其中尤其对于教育和医疗的腐败，人民群众的反应尤为激烈。[2]

基于以上分析，我们需要一分为二地看待“新公共管理”之于中国医疗服务改革的经验与问题：一方面，对市场教条的不当崇拜，导致“新公共管理”导向下的民营化浪潮用力过猛，如果

---

① 顾昕：《新医改三周年（四）中国医疗服务的“伪市场化”》，《中国医院院长》2012 年第 3 期。

② 戴敦峰：《审计风暴刮向医院》，《南方周末》2005 年 7 月 7 日。

政府动员资源的方式与控制手段跟不上，那么改革可能失控；另一方面，在 20 世纪末期全球经济增速放缓、各国政府公共投入能力不足的背景下，“新公共管理”所倡导的“最大化动员社会资源以增进公共服务效率”信条有着进步意义，在实践中确实也有效果。尤其在中国，顶层设计依据政府“掌舵”与“划桨”功能的分离原则提出“管办分离”的公立医院治理结构，如果使用得好，将会是一项成功的政策创新。当然，它必须建基于清晰的公立医院产权关系，否则还是空中楼阁。对此，政府任重而道远。戴维·奥斯本和特德·盖布勒在其名著《改革政府》一书中曾经构想建立一种“企业家政府”，在实践中也得到了当时克林顿政府的回应，“该书给我们提供了改革的蓝图”[①]。这本书强烈表达了一个基本观点：政府“掌舵”与“划桨”角色的分离并不意味着政府责任的降低，反而更加强调政府治理方式的灵活性和不断创新。因此，尽管中国医疗服务领域的问题看起来很多，利益关系盘根交错令人望而生畏，但这不能成为某种不作为的借口。因为问题越多，创新的动力应当也越强劲。

2.2.2　“新公共治理”与公私合作办医的合法性

在社会治理领域，合法性意指社会公众对于某种新的制度安排是否认同，在此基础上这种创新才有可能被列入政策议程。随着公共服务与社会管理领域不断地创新与革命，合法性问题也日益受到重视。新公共管理热潮的消退，实际上也是因为人们对于民营化或者私有化之类的制度安排有非常多的批判与质疑。引入私营资本及市场化机制能够有效积聚社会资源、提高供给效率，然而其拥趸都回避了“市场失灵”这个老生常谈却

① ［美］戴维·奥斯本，特德·盖布勒：《改革政府——企业家精神如何改革着公共部门》，周敦仁等译，上海译文出版社 2006 年版。

不能不谈的问题。纯粹的私有化意味着政府责任的倒退，一味激进的改革很可能造成冲突与不稳定。政府的“划桨”职能不能仅仅局限于政策的制定。随着私营资本大举进入公共服务领域、改变公共服务格局，政府反而会承担更大的治理压力。同样，以传统商业化模式运作的各类企业进入公共服务领域之后，它过去的操作规则也不能完全适用，因为公共服务还有一个规范性问题，组织的利益不能凌驾于公共利益之上。因此，“新公共管理”的知识体系不能回答一些基本问题。如政府、各类公共部门、私营部门之间应该是什么样的治理关系，它们在服务的供给过程中通过什么样的机制相互连接？这也是近20年以来学界和实务界关注的问题。

从严格意义上来说，“新公共治理”（New Public Governance）并不能算作一个独立的学派。它更多是后新公共管理时代各种非政府组织与学者对于未来公共领域的方向达成的一些共识，其关键词是“治理”。包括联合国、世界银行在内的一些国际组织非常青睐使用这个词以替换原有的“统治”或“管理”概念。“治理”概念作为一个名词最早出现于1989年的世界银行报告中。在世界银行看来，“治理”等同于单个国家的可统治性，指的是为了发展而在一个国家的经济与社会资源的管理中运用权力的方式，此后世界银行又提出“善治”的口号，合法、效率、负责、透明、开放构成善治的基本要素，成为规范政治权力的根本要求。在世界银行的鼓吹下，治理概念在此后的十多年时间里发展成一个内涵与外延非常广泛的概念体系，许多国家的政治、行政、社会管理改革中都将治理作为其改革原则，因此在当下“治理”概念拥有丰富的理论框架和逻辑体系，“更少的统治，更多的治理”（Less Government，More Governance）这样的信念体系深入人心。经济合作发展组织（Organization for Economic Co-operation and Development，OECD）专门成立了一个“公共治理委员会”推进一些全球项目[①]。所以连“新公共管理”学派的著名代表人物奥斯本近来都倾向于认为“新公共治理”是公共管理领域一场新的范式革命[②]。

在国内学者陈振明等人看来，治理就是对合作网络的管理，又可称为网络管理或网络治理，指的是为了实现与增进公共利益，政府部门和非政府部门（私营部门、第三部门或公民个人）等众多公共行动主体彼此合作，在相互依存的环境中分享公共权力、共同管理公共事务的过程。对政府部门而言，治理就是从统治到掌舵的变化；对非政府部门而言，治理就是从被动排斥到主动参与的变化。这一概念也表明，治理与统治追求的目标相通，都需要借助公共权力维持社会秩序和处理公共事务，以促进公共利益的最大化，但二者在实现公共利益的过程中又具有明显的区别，表现在：(1) 管理的主体不同。统治是政府垄断公共事务管理的活动，而治理是政府、企业、社会团体和个人等公共行动者共同处理公共事务的活动。(2) 管理的客体不同。与统治相比，治理的对象更多，范围更广。治理除了要处理公共问题、管理公共资源外，还要解决涉及人群较少的集体事务（如公共池塘资源）。(3) 管理的机制不同。统治主要依靠政府的权威，由科层制官僚组织对公共事务进行自上而下、单向度的管理；治理则主要依靠网络的权威，由公共行动者在互动过程中运用非强制性权力进行协作。统治的机制是控制，治理的机制是信任。(4) 管理的手段不同。统治的手段主要是强制性方式，如行政手段和法律手段，甚至是军事手段；治理则开发出新的管理工具，如合同外

---

① 经济合作与发展组织：《分散化的公共治理——代理机构、权力主体和其他政府主体》，国家发展和改革委员会事业单位改革研究课题组译，中信出版社 2004 年版，第 4－15 页。

② 张昕：《转型中国的治理新格局：一种类型学途径》，《中国软科学》2010 年第 1 期。

包、内部市场、公共哲学、政策社区等。（5）管理的重点不同。统治以满足统治阶级的整体利益为出发点，强调国家的作用、官僚组织的能力；而治理以满足公民的需求为出发点，强调国家与社会、私人领域与公共领域的合作。[①]

具体来说，“新公共治理”可以做多个角度的理解。例如，作为最小意义国家的管理活动的治理；作为组织内部治理机制的治理；作为新公共管理的治理；作为善治的治理；作为社会管理体系的治理；作为自组织网络的治理。[②] 由此，我们可以发现，“新公共治理”理论体系从“新公共管理”中汲取了丰富的养分，也批判地继承了“新公共管理”。公共服务领域的市场化改革是任何类型的左派或者激进民权主义都无法阻挡的一个必然趋势。将知识积累建立在理性分析基础上的各种学术流派比较容易达成这个共识。“新公共管理”强调了不同主体共同参与的多元化的公共服务供给方式，然而忽视了各个主体间的连接机制使得实践中各种类型组织缺乏制衡与协同发展，实践中“私有化”方式的简单粗暴使得公共服务的责任意识淡化。因此，“新公共治理”更关注于具体的关系治理机制，这也使得“公私合作伙伴关系”能够成为近年来公共管理领域的显学。

医药卫生领域的公私合作涉及多个主体之间的纵横向关系。最早在全球卫生领域，各国政府与一些跨国非营利组织和跨国企业之间的合作，更多是通过具体的公共卫生项目连接，其伙伴关系管理还停留在浅层次。而随着各国政府将私营资本引入医疗服务领域，通过医院的建设与运营，伙伴关系的界定与管理也渐趋复杂化，需要具体问题具体分析。中国的医疗服务供给体制有自

① 陈振明：《公共管理学》，中国人民大学出版社 2005 年版，第 83 页。

② 顾建光：《国际公共管理主流范式界定及其构成要素比较》，《上海交通大学学报（哲学社会科学版）》2012 年第 5 期。

身的特点，虽然国际上医疗服务领域的PPP研究没有将中国的实践纳入其中，但中国的实践是可以为国际医疗服务制度安排提供创新视野的。从这一角度出发，我们可以看到，在现有多元化办医格局中，政府与民营医院之间存在连接障碍，目前公立医院与民营医院的合作从理论上来说恰恰可以充当一座桥梁。如果这种中间机制能够通过政府系统推进并带动一批有责任、有潜力的民营医院发展起来，那么这种创新选择必然能够推动中国医疗服务体系的发展，也能够促进公私合作领域理论知识的积累。

按照"新公共治理"理论，多元化公共服务供给体系最合适的组织构架应该是一种网络状的结构，可持续发展的公共服务系统理论上是多方协商和协调的产物，同时应形成新的多方承担责任的框架。① 从"新公共治理"的视角出发，如果能在事实上提高公共服务的供给质量，保证公共利益的实现，即符合传统意义上的政治合法性。所以，将公私合作简化为政府和私营部门合作的分析视角过于狭隘。政府、公立医院、民营医院三者之间的合作关系可被视为中国医疗服务场域中公私合作伙伴关系构建的一次创新性实验。之所以说是实验，因为这个过程中还有一些风险性因素。比如，私人投资方拥有医院产权，它的市场化运作方式会不会造成公共利益的损害，所以为了保证市场的规范性，政府责无旁贷。然而相对于其他公共服务，医疗行业有着极强的技术专有性，因为信息的不对称，政府很难做到有效监控而不越界，所以，在医疗服务公私合作中公立医院所扮演的公共部门角色尤为关键。同时，政府、公立医院、民营医院之间的关系本质上是一种异质性组织关系，各主体的行为动机与方式必然存在较大差异。只有通过建立一种以互惠合作为

---

① 董俊武，陈震红：《从关系资本理论看战略联盟的伙伴关系管理》，《财经科学》2003年第5期。

基础的网络协调机制，促使各方为公共利益的实现而形成合力，才能够具备政治合法性。因此在中国场域中，医疗服务公私合作无论是采取哪种模式，都需要先获得这种合法性的考量，在此基础上才可讨论其推广价值。至于当前公立医院与民营医院缔结的这种战略联盟在实践过程中能不能达到要求，则需要对其运营的经验事实进行具体的发掘。

2.3 公私合作办医伙伴关系的构建：跨组织合作理论视角的分析

2.3.1 跨组织关系研究的意义与界定

跨组织合作研究是战略管理领域的热点议题。有资料显示，在企业管理领域，战略联盟失败率高达70%，失败的主要原因是伙伴关系管理不善，亦即双方在合作过程中产生了不可调和的冲突。[①] 国内外学者逐渐认识到有效的伙伴关系管理会增加双方合作的一致性与持续性，是战略联盟成功的关键因素。因此，从跨组织关系的维度研究合作的发生机理，成为组织间合作关系的重点研究领域。

所谓跨组织关系（Inter-organizational Relationships），是指两个或两个以上组织之间通过正式或非正式机制而建立的资源交换、信息交流和管理连接，通常有三种模式：双边关系（Dyadic Inter-organizational Relationships）、组织集（Inter-organizational Set）和组织间网络（Inter-organizational Network）。[②]

---

① 马占杰：《对组织间关系的系统分析：基于形成机制的角度》，《现代管理科学》2010年第3期。

② ［美］罗伯特·阿克塞尔罗德：《合作的进化》，吴坚忠译，上海人民出版社2007年版，第6页。

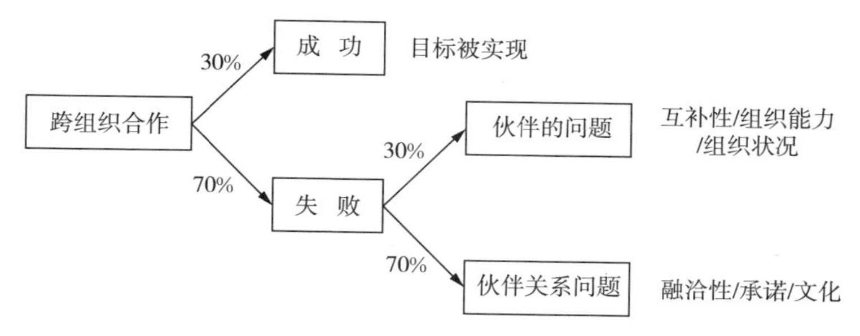

图 2－1　跨组织合作的成败与原因

2.3.2　跨组织合作的困境

跨组织合作涉及两个及以上独立组织之间的相互作用关系。合作的根本目的是使参与方都获得收益。然而，当个体过于追求自身利益而损害整体利益时，合作的困境就出现了。著名的“囚徒困境博弈”以一种极其简化的形式形象地描述了这一困境。①在经典的“囚徒困境博弈”模型中，主要有两个行动者，他们可以进行两个相反的资助选择：选择合作，或者背叛。每个行动者都必须在不知道对方选择的情况下，即不对称信息条件下，分别决策。这些选择放在一起就产生了如图 2－2 所示的 4 个可能的结果。在矩阵中，如果甲乙两方选择合作，双方都能获得好的结果 R，即“对双方合作的奖励”。在示例中，R 为 3 分，3 也可以代表参赛者得到的奖金数。如果一方合作而另一方背叛，那么背叛者得到对“背叛者的处罚”（T＝5），而合作者则得到“给笨蛋的报酬”（S＝0）。如果双方都背叛，那么双方都得到 1 分，即“对双方背叛的惩罚”（P＝1）。

在这个博弈过程中，甲乙两方会采取什么样的策略？甲方如

① Hill I. Alliance Management as a Source of Competitive Advantages. Journal of Management，2002，28（3）：413－446.

甲方＼乙方	合作	背叛
合作	甲方：R=3，乙方：R=3	甲方：S=0，乙方：T=5
背叛	甲方：T=5，乙方：S=0	甲方：P=1，乙方：P=1

R：对双方合作的奖励　　T：对背叛的处罚
S：给笨蛋的报酬　　P：对双方背叛的惩罚

图 2－2　囚徒困境博弈

果认为对方将合作，那么他将得到图 2－2 中第一列两个结果中的一个：选择合作，得 3 分；选择背叛，得 5 分。换言之，如果认为对方将会合作，那么背叛将得到更多的好处。反过来，如果认为对方将会背叛，那么他将处于图 2－2 中的第二列：选择合作，那他就是笨蛋，得 0 分；选择背叛，他就会得到“对双方背叛的惩罚”，得 1 分。这就是说，如果甲方认为对方将合作，那么甲方背叛能得到更多；如果甲方认为对方将背叛，那么他背叛也能得到更多。所以，无论对方如何行动，自己背叛总是好的。相同的逻辑对于乙方同样适用。所以，乙方也不会去管对方如何做而选择背叛。这样，甲乙双方都选择背叛，最终双方都只能得到 1 分。矩阵右下角的分值成为双方最后的结果，成为一种两败俱伤的“零和博弈”。如果双方重复博弈，那么仍然没有合作的动机。因为在对方背叛的基础上，你还会选择背叛，即“一报还一报”。所以“囚徒困境博弈”以简化的形式表述了信息不对称且背叛支付水平高于合作情形的双方理性选择。这也是跨组织合作的基本困境，部分回答了战略联盟不稳定的原因。

在缺乏集权权威的影响下，理性的经济人在什么样的条件下才能实现彼此的合作，这一直是管理学领域令人困惑的问题。然而，在自由竞争的市场经济体系中，合作无处不在，合作不仅是市场经济的基础，而且也是文明的基础。在公私合作办医过程中，对于合作成功率应当有更加审慎的考量。因为假如企业联盟失败，其影响范围只局限于合作双方，而公立医院与民营医院的合作失控则有可能带来负的外部效用。因此，如何提高双方互动关系中具体合作行为的发生概率，最终实现双赢，甚至多赢，需要管理学理论视角的进一步拓展。

2.3.3　跨组织合作的若干理论视角

（1）资源依赖的理论视角

所谓资源，是指组织所控制和掌握并且能够有效运营的、能提高组织能力和效率，进而取得持续竞争优势的全部战略性资本、资产、信息、技术和知识。[①] 对于市场型组织来说，资源可以有三个层次的分布：首先，资本、资产、基础设施、各种硬件设备是基础资源，也是有形资源；而人力资源团队所掌握的专业知识、技术、技能、信息等属于创新资源，既可以体现为规章、技术专利等有形资源，也可以体现为隐性知识、专业技能等无形资源；而声誉、品牌、组织文化、社会资本等成为组织的高位资源，相比专业知识、技术与技能等创新资源，高位资源更加难以模仿，属于高绩效组织的核心资源与能力。[②] 在高度分工的现代社会，绝大部分企业组织都不可能在自身的封闭系统内获得满足自身发展的全部资源，尤其是创新资源和高位资源。因此，当组织无法通过内部管理而获得必需资源时，就必然谋求与外部掌握关键资源的其他组织建立连接与合作机制。这正是资源依赖理论（Resource Based Theory，RBT）研究跨组织合作的基本前提。

---

① 王作军，任浩：《组织间关系：演变与发展框架》，《科学学研究》2009年第12期。

② Parkhe A. Building Trust in International Alliances. Journal of World Business, 1998, 33: 417-437.

资源依赖理论主要用来描述、解释、预测组织如何通过各种渠道与方式获得与掌握外部资源，以取得持续竞争优势。从资源依赖理论视角切入分析民营医院与公立医院的合作动机与伙伴选择，可以帮助我们有效地理解二者。几乎所有的新建民营医院都不缺乏基础资源，他们都是谋求公立医院的技术与人力资源支持，同时也希望借助公立医院的品牌和行业声誉打造自身在行业中的核心竞争力。因此，中国场域中的公私医院联盟从权威分配形式上来看，是一种非对称联盟。公立医院在理论上必然是要掌握主动权的，因为公立医院所拥有资源的价值决定了它在谈判过程中所占据的优势地位，而且其品牌和社会声誉等核心能力正是当前民营医院最需要借重的关键资源。公立医院对民营医院进行技术与人力资源输出并没有问题，然而其品牌和社会声誉会不会在合作过程中受损，这也决定了公立医院需要获得掌控权，同时合作启动之初最关键的问题是需要慎重地选择合作伙伴。从资源依赖的角度来看，公立医院在挑选合作伙伴时，要高度重视民营医院投资方的相关资质与能力。首先，是投资方企业的规模、经营年限及财务状况是否符合医院稳定发展的要求；其次，投资方是否具有行业经验，熟悉行业规律；最后，与民营医院合作的最大风险因素就是其规范行医问题，因此要重点评估其社会责任意识。这一点对于公私医院双方的合作水平有关键影响。按照 Parkhe 的分析，如果组织更加重视自身在行业中的声誉，就会认为采取合作策略的支付水平高于采取非合作策略支付水平，合作的收益值会高于背叛的收益值（R＞T），从而降低单方不合作发生概率，此时跨组织关系结构就会从“囚徒困境博弈”转为冲突水平较低的“猎鹿博弈”。[①] 因此，对于公私医院双方来说，合作

① 吕人力，李毅：《论 RBV 与 TCE 在跨组织合作研究中的互补与综合》，《外国经济与管理》2006 年第 2 期。

办医的动机与目标的一致性很重要。换言之，与民营医院合作办医不应影响公立医院的公益性。同时，公立医院与民营医院合作办医本身即有引导其规范行医的要求，所以公立医院须在合作过程中掌握控制权，引导医疗服务的规范提供。如何获得控制权，交易成本理论提供了基本分析视角。

（2）交易成本的理论视角

交易成本理论（Transaction Cost Theory，TCT）属于新制度经济学的范畴，从交易成本的视角来分析跨组织关系，其基本观点是通过跨组织合作可以降低各种形式的交易成本。同时，交易成本理论也关注如何建构跨组织的治理结构，以便在联盟形成之后降低组织间合作的交易成本。换言之，交易成本理论通常用来解释跨组织关系构建的形式及治理结构的设计，高度关注治理过程所有权和控制权分配、合作界面形式，如契约设计、股权分配、定期协商、互派董事等。[1]

在跨组织的联盟治理结构中，通常有两种合作形式：以资产合资为治理形式的资产型联盟和以契约为治理形式的契约型联盟。两种联盟之间的本质区别在于合作是否涉及产权关系。资产型联盟通常以股份制、合资企业为实践载体，通过明确的产权关系使双方的权责义务得以清晰界定，可以很好地解决合作过程中的协调成本与挪用成本。而在契约型联盟中，合作各方都保持独立的所有权，是独立的法人实体，其合作过程中不涉及产权的交易。因此，相对于资产型联盟，契约型联盟有着更好的柔性，在合作出现问题的时候更容易退出，面临的法律障碍与风险更小。同时，它的治理结构也更富灵活性，因为没有股权分配约束下形成的刚性治理结构，合作双方能够根据实际的管理情况启动谈判

---

① 黄玉杰，刘自敏：《战略联盟运作管理的理论基础探析——交易成本理论、资源依赖理论以及关系契约理论的结合》，《生产力研究》2005 年第 6 期。

与再谈判，合作主体间制度化的关系较少。[①]

公立医院和社会资本合作办医的形式有着一定程度的政治敏感性，在缺乏系统政策支持的前提下，公立医院的管理者还要考虑其合作行为能否符合规范意义上合法性的考量。资产型联盟有它的好处，通过股权分配的形式能够将双方有效绑定，管理机制更为通畅。然而，同样也存在一方“绑架”另一方的风险。亦即如果公立医院一方不控股（公立医院在不注资的前提下以品牌和技术入股，很难取得控股权），当投资方的办医动机背离了规范行医的要求时，失去控制权的公立医院会蒙受品牌和社会声誉上的损失。而且，如果新建医院长期亏损时造成国有资产的损失，这个责任由谁来承担也很具争议。相比之下，契约型联盟更加关注资方机会主义的防范和控制。通过契约协商建构的治理结构，可以明确公立医院在医疗服务提供和相关管理机制上的控制权，使得公立医院参与合作办医的风险降低。同时，即便是公立医院办医的公益性意识受到资方掣肘，退出机制也比资产型联盟更容易。所以在中国实践场景下的公私合作办医，契约型联盟比资产型联盟更加稳健。当然，在公立医院取得合作办医控制权的前提下，如何保证资方利益的实现、实现双方的权利义务对等，也需要在实践中探索更具操作性的制度安排。

（3）社会交换的理论视角

在公私合作办医过程中，由于联盟本身是一种不对称联盟，民营医院一方谋求的是公立医院的技术与人力资源支持。前文业已指出，在“多元化办医”的宏观政策背景下，作为区域医疗中心的大型公立医院可将带动民营医院规范办医作为公立医院改革

① Lambe CJ, Wittmann CM, Spekman RE. Social Exchange Theory and Research on Business-to-Business Relational Exchange. Journal of Business-to-Business Marketing, 2001, 8 (3): 1-36.

的创新策略之一。从这个角度出发，不对称的联盟结构决定了公立医院在合作过程中的控制权。然而，运营过程中如何构建双方权责更为对等的合作关系，确保资方的权益得到实现，减少冲突，需要社会交换理论（Social Exchange Theory，SET）视角的拓展。

从社会交换理论视角分析跨组织关系，就是从微观的角度去探讨组织或者组织成员间的合作行为，主要是对合作成员间正式和非正式的沟通关系进行研究。其基本假定是，良好的合作关系及其进展能够激励双方祛除自利性及机会主义行为，通过有效的冲突管理能够降低交易成本。因此，承诺、信任和互惠是跨组织合作发展的重要驱动因素。Kogut 也指出在跨组织合作中，各方主体间的互惠行为是长期合作的基础。[①] 因此，互惠构成了社会交换理论的基石。长期稳定的互惠关系能够为合作各方带来“关系租金”（Relational Rent）。Dyer 等人强调，这种属于超额报酬的关系租金是从组织间彼此的交换关系中产生的，仅靠组织自身力量无法产生，因此必须通过特定合作伙伴的共同努力才能获得这种关系租金。[②] 罗珉则进一步指出，社会逻辑观的跨组织关系是以对偶关系为分析单位，他认为通过长期合作而形成的组织间特定关系是获取竞争优势的关键资源，它会跨越组织边界，嵌入组织合作中的常规惯例和程序，进而获得关系租金。[③] 所以关系

---

① Kogut，B. The Stability of Joint Ventures：Reciprocity and Competitive Rivalry. Journal of Industrial Economies，1989，38（2）：183－198.

② Shaker A Zahra，Gerard George. Absorptive Capability：A Review，Reconceptua-lization，and Extension. Academy of Management Review，2002，27（2）：185－203.

③ 罗珉：《组织间关系理论最新研究视角探析》，《外国经济与管理》2007年第1期。

租金这一概念对于合作各方的互惠行为有较好的警示作用。[1]

从社会交换理论出发，只想获得个体利益的实现而不想回报合作伙伴的无功受禄者是不应当被接纳为联盟成员的。医疗服务行业有着极高的进入门槛，比其他类型的企业都强调技术资质与专业能力。因此，公私合作办医对双方资质都提出了高要求，所以这也需要政府的管控。如果投资方没有明确的社会责任意识，运营过程的互惠则成为无源之水、无根之木。同时，在合作运营过程中，管理者不仅要注重通过正式工作关系互动，更应当重视非正式沟通渠道的建构，这也对管理者的跨组织管理能力提出了很高的要求。鉴于公私合作办医联盟的不对称性，公立医院一方在沟通过程中应更具主动性，并建立透明的信息披露机制，保证民营医院的信任水平。

（4）组织公共性理论视角

相较于企业间联盟，公立医院与民营医院的合作有更大的难度。社会资本办医，不论是兴建非营利性医院还是兴建营利性医院，根本的动机还在于利润，因为没有利润就难以继续生存。而中国的公立医院办医动机已明确为公益性，随着新医改的推进，政府未来还会出台一系列政策保证公立医院的公益性本质。如果合作从启动之初即存在这种分歧，那么冲突将不可避免地存在于合作全程，即异质性组织冲突。如何解决这一问题，组织公共性（Organizational Publicness）理论可以提供基本的分析视角。

Scott 和 Falcone 在文献回顾的基础上总结了组织公共性理论的三个分析途径，即通用途径、核心途径与维度途径。[2]（1）通

---

① DozY. L.，HamelG.，Alliance Advantage：The Art of Creating Value Through Partnering. Harvard Business School Press：Boston MA，1998：225.

② Scott P.，Falcone S. Comparing Public and Private Organizations：an Explanatory Analysis of Three Frameworks. American Review of Public Administration，1998，28（2）：126－145.

用途径（the generic approach）。Murray在1975年指出，公共组织与私人组织在组织行为上的区别是可以忽略的，因为管理职能、组织流程与管理价值在任何类型组织中都是一致的。① 这实际上代表了当时自由主义思潮滥觞对于组织规范价值的选择性忽视。(2）核心途径（the core approach）。强调公共部门组织与私人部门组织之间的本质差异，亦即所有制结构的不同。② 然而随着新公共管理、多中心治理浪潮的到来，所有制结构上的混合组织日益成为当代组织设计的主要模式，因此这一途径同样成为一种对于现实的简化。(3）维度途径（the dimensional approach）。从维度途径探讨公共性概念有一基本认识，即它不是一个单一的离散属性（discrete attribute）。③ 也就是说，它包含了一个复杂的程度性，涉及的不是一个简单的、非此即彼的二选一问题，如国家—市场、公共—私人的二元分类。Bozeman将“公共性”定义为组织的运营特性受到政治权威与经济权威影响的程度。④ 据此，Bozeman和Bretschneider指出公共性的主要维度包括使命的多样性、资源获取、产出的性质等。⑤ Antonsen和Jorgensen则指出，公共性应附着于公共部门价值，因此公共性的维度还应包

---

① Murray M. Comparing Public and Private Management：an Exploratory Essay. Public Administration Review，1975，35（1)：364－372.

② Rainey H.，Backoff R.，Levine C. Comparing Public and Private Organizations. Public Administration Review，1976，36（2)：233－244.

③ Goldstein S.，Naor M. Linking Publicness to Operations Management Practices：a Study of Quality Management Practices in Hospitals［J］. Journal of Operations Management，2005，23：209－228.

④ Bozeman B. All Organizations are Public：Bridging Public and Private Organization Theory. San Francisco：Jossey-Bass，1987.

⑤ Bozeman B，Bretschneider S. The Publicness Puzzle' in Organization Theory：a Test of Alternative Explanations of Differences Between Public and Private Organizations. Journal of Public Administration Research and Theory，1994，4（2)：197－223.

括正当程序、问责和福利供给。[①] Moulton 更为直接地指出，公共性在实践层面的实现要以组织提供的服务产出是否体现显著的公共价值来考量[②]，这也使得组织层面公共性理论的维度途径更多地指向公共利益的选择。沿着这一理路，Brinkerhoff D. 和 Brinkerhoff J. 从善治视角出发，设计出一种权变的利益分配矩阵（图 2－3），他们认为理想的、正当的公私合作应该产生显著的公共利益，这也意味着公私合作的利益实现应当落在象限 2 和象限 4[③]。象限 2 意味着公共部门与私人部门在利益分配上的双赢，这是最理想的情况；就象限 4 来说，公共利益得到较高实现无疑符合公私合作的规范模式，然而与此同时资本回报的收益较低，这种情况下的公私合作是否能够得以存续？诚如 Brinkerhoff 夫妇所指出的，在异质性的伙伴之间保持动机与利益的平衡具有极大的挑战性，这一挑战贯穿于西方国家医疗服务公私合作的实践过程中，它同样应当成为中国进行相似探索需要重点考虑的问题。

公共利益 / 私人利益	低	高
高	1	2
低	3	4

图 2－3　公私合作利益分配矩阵

从组织公共性理论视角出发，中国的民营医院如果希望获得

① Antonsen M，Jorgensen T. The Publicness' of Public Organizations. Public Administration，75（2）：337－357.

② Moulton S. Putting Together the Publicness Puzzle：a Framework for Realized Publicness. Public Administration Review，2009，69（5）：889－900.

③ Brinkerhoff D，Brinkerhoff J. Public Private Partnerships：Perspectives on Purposes，Publicness，and Good Governance. Public Administration Development，2011，31：2－14.

公立医院的技术和人力资源支持，需要其以明确的社会责任意识与公立医院合作。换言之，规范意义的公私合作必须产生显著的公共利益，因此参与公私合作的民营医院需要具备公益性意识，其资本回报功能须从属于公益性职能，这既是对其参与合作办医的根本要求，也是保证合作关系良性运转的基础性条件。另一方面，在坚持公益性的前提之下，如何保证民营医院个体利益的实现，也是实践中对于合作双方的挑战。如果可以有效实现公共利益，中国场域中的公私合作办医实践才能够具备政治合法性；同时，实践中公私利益的有效平衡才能使得参与合作的各方主体具备进一步合作的动力。因此，目前公私合作办医的实践能否达到这种要求，需要一手经验素材的支撑。

2.4　讨论

（1）医疗服务产品属于混合公共物品，理论上公共部门与私营部门均可以作为供给主体。在实践中，新公共管理理论导引下的医疗服务市场化改革既减轻了各国政府的包袱，同时也将竞争机制引入医疗服务领域，对于总体的供给效率提升大有裨益。然而，单纯的市场化机制无法克服医疗服务产品提供过程中的“市场失灵”问题。新公共治理理论强调的多元化治理和政府主体责任，使得公私合作成为医疗服务市场化改革创新的实践选择。

（2）中国场域中的公私合作办医实践须接受主流理论话语中的合法性考量，需要对其实践运营状况进行具体分析。基于此，跨组织合作所涉及的多种理论能够为公私合作办医的伙伴关系构建提供分析视角。从资源依赖理论视角出发，中国的公私合作办医本质上是一种不对称联盟，为保证医疗服务规范性，公立医院须取得合作的控制权。基于交易成本经济学理论视角，契约型联盟比资产型联盟更能够保证公立医院的控制权，风险更小。然而在公立医院控制合作格局的情况下，如何保证双方的对等性，社会交换理论的互惠及关系租金等概念对双方的跨组织合作与交流都提出了要求。

（3）对于公共部门与私人部门缔结的联盟来说，可能会有严峻的异质性组织冲突考验合作关系的顺利运营。从组织公共性理论出发，实现公共利益与个体利益的均衡成为考量公私合作办医实践最重要的因素，也为本书案例分析部分提供了基本的分析视角。

第3章　国内外公私合作办医现行模式分析

3.1　国外医疗卫生领域的公私合作实践

3.1.1　英国的实践

作为老牌的福利国家，英国的国家卫生服务体系（National Health Service，NHS）由教学医院、地区医院和社区医院三级构成，呈金字塔结构。这一体系的基本特征是国家承担70%以上的医疗卫生费用，医疗服务基本由公立医院承担，曾经被誉为“世界上最好的医疗服务体系”。然而，自20世纪七八十年代以来，随着其经济持续不景气和公民医疗服务需求的提高，这一体系已不堪重负。其内部运作效率低下、人浮于事、浪费严重等弊端日益暴露。为了应付国民持续增长的医疗服务需求，NHS体系下的公立医院只能通过延长病人轮候时间、缩短平均住院日等手段进行调节，所以在当时的英国也存在极其严重的“看病难、住院难”问题。与此同时，公立医院基础设施普遍老化，亟须更新或重建。因此，英国能够在欧洲福利国家中率先引入私营资本，成为首创医疗卫生领域PPP的国家，也是特定历史背景下的必然选择。

英国国家医疗卫生服务体系中的公私合作主要包括两种方式：其一是私人融资计划（Private Finance Initiative，PFI），其二是地方融资信托改善（Local Improvements Finance Trust）。

其中，PFI是最具英国特色的，它被视为一种改善公共采购过程的工具，其体现出来的好处主要是资金最佳使用价值（Value for Money，VFM）和更多的创新。1992年保守党政府首次提出PFI，这一计划的核心是引入私人筹资模式建设、翻新基础设施，解决政府财力不足的问题；同时由于公共部门基础设施建设长期以来缺乏效率，英国政府希图利用社会化专业机构的现金管理模式与经验提高建设效率，使资金达到最佳使用价值。PFI模式在英国医疗卫生领域得以广泛应用。1994年，英国财政大臣明确指出，财政部将不批准任何公共部门的资本项目，除非使用进行融资的项目。于是，英国卫生部部长曾经使用“镇上唯一的游戏”来描述PFI的地位。2008年，OECD组织做了一项调查，2003年至2004年，在调查的经济合作组织国家中，英国的基础设施项目采用PFI模式的总量排在第一位。2007年至2008年，PFI项目占英国公共投资项目的比例达25%左右。在此期间，多项PFI项目总金额达到28亿美元。PFI是PPP的一种重要形式，它被视为一种改善公共采购过程的工具。传统的公共采购有很多不足之处，例如较差的设计、效率低下的项目管理和建设超支。为了弥补公共采购基础设施和服务的不足，英国财政部推动PFI模式进行了改革。PFI模式中，私人部门合作方不介入临床、护理等核心服务，公私合作的内容限于核心服务外的项目，包括医院设计、建设、融资和提供支持服务等。[1]

大多数的英国PFI计划是一个“设计—建设—融资—经营”（Design-Build-Finance-Operate，DBFO）模式。私人部门设计建设医院，然后再租给NHS后，在特许经营的期限（20～30年）

---

① Collins C. D., Green A. T., Hunter D. J. NHS Reforms in the UK and Learning from Developing Countries. Journal of Management in Medicine, 2011, l14 (2): 87-99.

内拥有医院的投资建设和经营权。在特许经营期限内，政府每年须向资本方支付一定额度费用，期满后的基础设施产权归属医院。在英国，医疗服务长期被视为须由政府提供的公共物品，因此私营部门不得介入医疗及护理等核心服务。核心医疗服务仍然由公共部门承担，私营部门只能承担诸如安保、餐饮、清洁等后勤支持型服务。对此，公私双方签订的合同有严格规定。合同条款明确规定了须由私营部门承担的服务内容、范围和标准，政府部门根据合同约定对其服务是否达标进行专业审核，在此基础上才会逐年向其付款，以确保私营部门保质保量提供服务，具体见图3-1。典型案例如伦敦大学医院（University College London Hospitals，UCLH），它是NHS体系下最大的公立医院。在引入PFI项目之前，其8家分院分布在整个伦敦地区，设施陈旧而且拥挤。基于此，政府引入Interserve公司作为合作伙伴，采用DBFO方案修建了伦敦大学医院新医疗大楼。政府以每年3200万英镑的费用租用新大楼，合同期限为40年。该项目也是英国医疗服务领域PFI计划的代表作[①]。

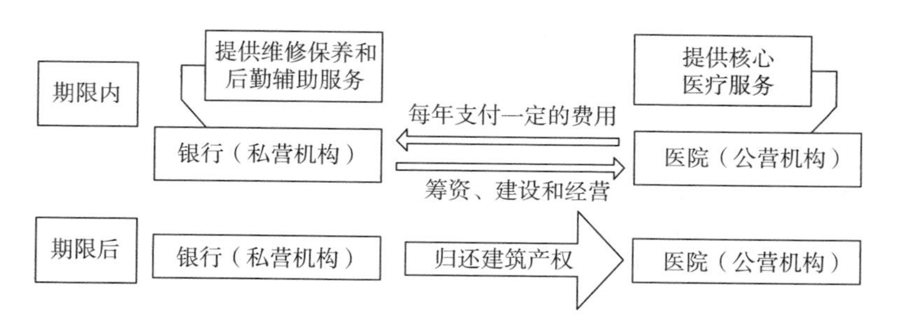

图3-1　英国PFI运作流程

① 彭婧：《澳大利亚政府购买医疗卫生服务的实践及对我国的启示》，《中国全科医学》2015年第5期。

从英国医疗卫生领域的PPP实践可以看到，其PFI计划主要还是用于医疗基础设施建设领域。英国政府通过这一手段翻修、新建了一大批公立医院，在政府银根紧缩的情况下提高了医疗服务体系运营绩效。在其运营过程中，公私双方权责分配明晰：私营部门主要负责医院设施的设计、建设与融资及后勤辅助性服务，核心医疗服务仍然由公共部门承担。同时合同条款设计精细，政府根据项目运营绩效逐年向私营部门支付租赁费用，对私营部门起到了很好的管控作用。同时，我们也可以看到，基于医疗服务的特殊性质，英国政府对于私营资本有着严格的资质控制，这一点对于我国推进多元化办医的实践有重要的启示。

3.1.2 澳大利亚的实践

澳大利亚建立的国民医疗保健制度是在1984年的《全民医疗保险法》法律框架下制定的，在这个制度下，所有永久居民只要选择公立医院看病，都有资格享受免费的医疗服务。全民以医疗保险税的形式缴纳一定费用，收入不同，税基不同。如果选择私立医院，可获指定服务的免费或补贴治疗。政府负责为医疗服务筹资，公民缴纳的税收只占8%（2001年数据），46%来自联邦政府，23%来自州和地方政府，其他非政府部门占31%。另外，除国民医疗保健制度外，还有药物津贴制度和私人医疗保险共同组成澳大利亚的医疗保障制度。

澳大利亚的联邦制有着三级政治架构：联邦政府、州政府（6个州和2个领地）及地方政府（市和郡）。相应地，卫生服务系统呈多元化与分权化分布。联邦政府主要负有立法、规划和制定全国性卫生政策的职责，州政府承担着较大的辖区内医疗服务供给责任。20世纪七八十年代以来，作为全球新公共管理运动的先驱，澳大利亚在公共服务领域展开了声势浩大的“私有化”运动，推动政府从传统的福利供给领域退出，引入市场机制，鼓励私营资本投资公共服务及基础设施建设。医疗服务领域一马当先。目前澳大利亚医院布局中，民营医院已占到28%的比例。[①]然而随着自20世纪90年代以来对新公共管理运动的反思，澳大利亚政府更加倾向修正原有的“私有化”策略，强调政府对于医疗服务的责任。PPP也成为澳大利亚医疗服务领域改革的一种主要工具。相对于全盘的私有化，采用PPP策略并不仅仅是为了筹资，它更多被视为一种新的管理工具，能够综合利用公共部门和私营部门的独特优势，把政府的责任意识、协调规划能力与私人资本的管理资金优势、专业技术与管理效率结合起来，以实现资金的最佳使用价值。[②]

从大多数州的实践来看，PPP实践主要还是用于医院的建设，但不乏私营资本获得州政府特许经营权直接提供医疗服务的案例。如在西澳大利亚州的Joondalup地区，原有的公立医院Wanneroo医院长期经营不善，其服务供给能力甚至满足不了当地居民25%的医疗服务需求。因此在1996年4月，西澳大利亚州政府授权澳大利亚最有名的私营医疗服务集团梅恩医疗（Mayne Health）全面接管仅有84张床位的Wanneroo医院，由梅恩医疗重新设计、建设、运营一家新的名为Joondalup的医院，同时也直接提供核心的医疗服务和非临床服务，期限为20年。因此，从形式上来看，这家医院是一种典型的“设计—拥有—经营—转移”模式（Build-Own-Operate-Transfer，BOOT）。由于其试运营效果良好，合同在执行过程中又做出进一步修改，提出在2013年还要扩大运营规模。医院在2008年开业，全部的379

① 戴晶斌：《现代城市公私伙伴关系概论》，上海交通大学出版社2008年版，第15页。

② ［英］达霖·格里姆赛，［澳］莫文·K. 刘易斯：《公私合作伙伴关系：基础设施供给和项目融资的全球革命》，济邦咨询公司译，中国人民大学出版社2008年版。

张床位中有近60%属于公有，这些床位的使用成本由政府根据使用情况逐年向投资方返还。协议期内，医院产权技术上归属于投资运营方，但土地所有权归属于政府。20年的协议期后，政府将回购医院资产的公共部分。运营40年后，医院（包括前期未回购的私有部分资产）产权完全归属于政府。值得注意的是，这家医院在运营过程中还发生过重大的治理结构调整。2006年，梅恩医疗将医院运营权整体转让给拉姆塞医疗集团（Ramsay Health Care）。公私部门之间的治理结构与关系保持不变（见图3-2）。[①] Joondalup医院运营之后有效满足了当地居民的医疗服务需求，其合同签订时成本估算仅相当于政府办医院的40%[②]，创造了资金最佳使用价值。

与此相类似的成功实践还有维多利亚州的Mildura医院，政府同样选择私营资本设计、建设、拥有、运营一家新医院取代原有经营不善的公立医院，其雇员转到新医院，合约期限15年。为保证医疗服务质量，运营商每月都公布详尽的临床数据报告，同时也必须主动接受来自业界同行对于其治疗措施的经常性评估。这家医院的运营绩效良好，建成新医院的总成本比同等规模的公立医院要低20%，病人数量在一年内增加了30%，运营商回报较好。[③] 相对于之前简单粗放的私有化运动，澳大利亚各地方政府在医疗服务领域推进的PPP改革明显更加稳健：政府的主体责任在改革过程中得以彰显；医院运营数据的透明化使得不规范

---

① The Global Health Group. Public-Private Investment Partnerships for Health: An Atlas of Innovation. University of California，San FranciscoAugust，2010.

② Auditor General. Private Care for Public Patients—The Joondalup Health Campus，Performance Examination. Western Australia，Office of the Auditor General. Report，1997（9）.

③ 朱佩慧，李卫平：《公立医院公私合作改革的选择》，《卫生经济研究》2003年第12期。

行为无所遁形；同时专业的第三方评估也保证了新医院的医疗服务质量；政府购买服务机制的健全使得私营资本非常热衷于与政府合作办医；回报机制健全。这些都为中国的实践提供了有益的经验参考。

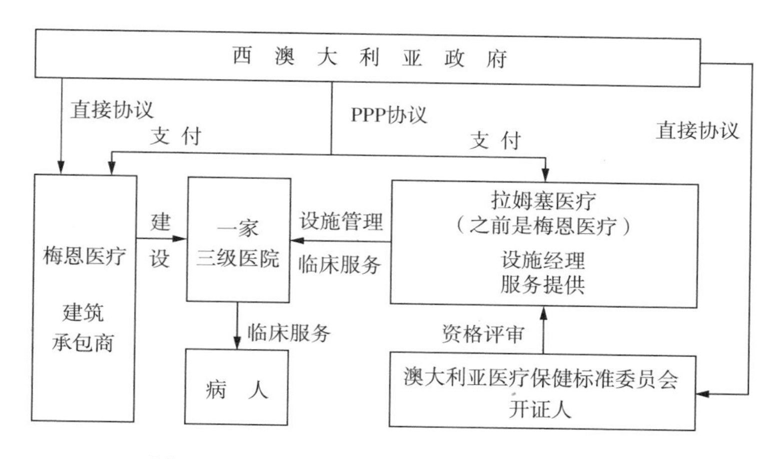

图3-2　澳大利亚Joondalup医院的运营流程

3.1.3　西班牙的实践

西方发达国家医疗卫生领域的PPP实践，大多数都严格限定在基础设施建设、维护及后勤支出型服务方面，强调政府与公立医院保留核心的医疗、医技和护理服务。即使是澳大利亚，将医疗服务整体外包给民营部门的做法也不多。然而，在西班牙，这种涉及核心医疗服务的PPP实践却具有普遍性。因为其首创于瓦伦西亚地区阿尔奇拉镇一家名为La Ribera的医院，并迅速在西班牙、葡萄牙等国的医疗改革中得以广泛应用，所以这种PPP实践以“阿尔奇拉”模式（Alzira Model）而闻名于世。在一些政府财力与服务能力有限的发展中国家，如南部非洲的莱索托与加勒比海地区的特克斯和凯科斯群岛，均声称本国医疗服务PPP改革的模式源自阿尔奇拉模式。[①]

在典型的阿尔奇拉模式中，私营资本方一方面承担医院的设计、建设与融资功能，另一方面在获得政府特许经营许可的前提下，可提供核心的医疗与护理服务。为完成这些任务，资本方可自行招聘医护人员团队。招聘人员既可以进入西班牙国民医疗体系终身制员工序列，也可以选择与资本方签订新的雇佣合同。在阿尔奇拉体系下，医护人员的平均薪酬要比西班牙 NHS 系统下的公立医院高出 25%左右。[②] 然而从实践运营情况来看，医护人员绝大部分都选择与公立医院或公共部门签订劳动关系合同，而非私营资本，由此可见其社会信任度仍然较低。值得我们注意的是，尽管阿尔奇拉模式比欧洲大陆其他国家的改革要激进得多，其医院产权仍然归属于西班牙国民医疗体系。同时，为保证政府对其办医行为的有效管控，通常会成立监管其规范运营的联合委员会，成员来自投资方和地区卫生署。委员会主任由地区卫生署指派的公务员担任，其薪酬由政府支付。委员会主任的职责主要包括日常管理活动的监管、顾客投诉、设备采购及其维护的监管、回答委员会的质询。与其他发达国家的实践相同的是，政府根据病人的就诊人次数向运营方付费形成政府购买服务机制。医院不但要接受政府的监督，还要接受来自外界的第三方审计，如果运营质量不达标，政府同时也有惩罚机制。典型案例如 2006 年签约的瓦伦西亚地区的 Torrevieja 医院（见图 3－3）。这家医院的投资方构成非常复杂，由多达 6 家经济实体组成临时的 Torrevieja 联合财团，与瓦伦西亚地区卫生署签订合同。联合财

① Barros PP，Martinez-Giralt X. Contractual Design and PPPs for Hospitals：Lessons for the Portuguese Model. European Journal of Health Economics，2009，10：437－53.

② http：//www. hospitalribera. com/english/alzira model/04. htm.

团共投入 7.6 亿欧元，以设计、建设与运营一家大型综合医院，同时接管 23 个社区卫生服务中心。这家医院于 2009 年进入西班牙医院排行榜 20 强，其运营绩效可见一斑。

目前，西班牙有 15%～20%的医院的运营属于阿尔奇拉模式。有数据显示，西班牙采用阿尔奇拉模式的医院，人均诊疗费用比其他公立医院平均要低 25%，而且大部分患者满意度都高于其他公立医院，病人就诊时间也明显缩短。[①] 可见，西班牙国家医疗系统的改革还是取得了实效的。当然，阿尔奇拉模式下的大多数医院仍然处于起步阶段，其总体绩效有待时间的考验。

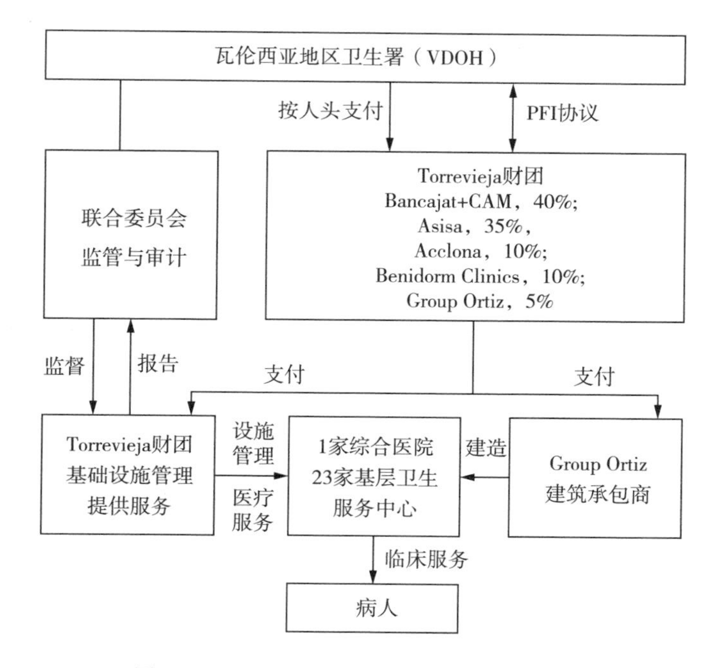

图 3－3　西班牙 Torrevieja 医院的运营流程

① http：//www.hospitalribera.com/english/alzira model/04.htm.

3.1.4 其他发达国家的实践

瑞典医疗服务领域的 PPP 也颇受关注。1999 年，斯德哥尔摩郡议会与私营企业 Capio 达成协议，让其接管一度被关闭的公立医院圣戈兰医院（Saint Goran's Hospital）。政府通过指定具体服务内容、数量和价格的资助合同以支持、监控其发展。在管理机制上，运营方有着较大的自主权。这家医院的医护人员同其他管理人员一样都是 Capio 的员工。医院积极推动在企业生产管理领域名噪一时的"丰田生产模式"（精益管理），重塑医疗服务流程，以控制成本。与其他国家实践较为不同的是，当地政府将医疗服务供给权利交到私营企业手中，其首要目的并不是融资，而是效率。[①] 政府通过向私营部门购买服务，创造一种更具竞争性的制度安排，对现有长期低效运作的公立医院形成冲击。这正是在瑞典这个典型意义的福利国家发生的一场革命。

相对于其他国家的实践现行，意大利首先从立法层面给出了 PPP 的合法依据。意大利的立法机构通过了公共与私营部门合作供给公共服务的法律条款（DLgs 502/1992），由此给意大利国家卫生服务体系构建制度性 PPP 体系提供了法律依据。在医疗服务领域，这种 PPP 实践被称为"联合供给实验"（Joint-Provision-Form Experiments，JPFE）。在 JPFE 体系中，任何合法的形式，包括股份制公司、有限公司、基金会、协会都可以成为实践的载体。然而，无论采取何种形式，公共部门一方必须占据绝对控股地位（51%以上）。政府对于合作伙伴选择的关键要素，除了资本实力之外，还要求私营部门有医疗行业的相关经验，同时还设定了私人部门股权转让给第三方的严格机制。在管理机制上，医

① Madell T. The First Public Private Partnership in Health and Medical Care in Sweden. European Public-Private Partnerships Learning，2010，4：235－236.

院成立的董事会成员构成公共部门须占据多数，总经理也由卫生行政主管部门任命，以保证公共部门对医院的控制。另外，值得我们注意的是，意大利医疗服务行业制度性 PPP 实验更多使用在康复、急诊和社会照料等领域，由此可管窥其 PPP 布局更多是为了促进医疗资源的均衡分配。①

而在德国这样一个在公共管理改革方面比较保守的国家，也做出了 PPP 的实践探索。2001 年，德国第二大的私营医院运营商 Helios-Kliniken（HK）通过公开投标获得了柏林地区一家公立医院的翻修及运营资格。这家大型公立医院设施极其陈旧，空有 1100 张床位，然而床位使用率维持在比较低的比率，同时人浮于事，运营成本居高不下，长期处于亏损状态。HK 公司投入了 2.15 亿欧元设计、重建了新医院，并拥有运营权。人事合同也移交给 HK 公司。政府在合同中预设了一套关键绩效基准以监控其运营，保证医疗服务质量。同时医院也保留了教学与科研功能，其教学与科研活动仍然由国家提供资金并交由 Charité 大学管理。医院建成后运营绩效良好，成为德国医疗服务领域 PPP 的一次有益探索。②

3.1.5　发展中国家的实践

20 世纪 90 年代，巴西圣保罗州曾经通过政府购买服务的形式建设了 16 家医院。此后，州政府又将其中一些非营利性医院整体交由专业医疗集团运营，由它们来提供包括临床在内的所有服务。这些集团从性质上来看都是非营利组织，官方称其为卫生

---

① Pautz, M. PPP's: Rules and Flexibilities-Could the Private Sector be the Backbone for NHI. The BHF Southern African Conference, National Treasury-PPP Unit, 2008.

② 庄一强，等：《公私合作伙伴关系在卫生领域的应用与探索》//朱幼棣：《中国民营医院发展报告（2013）》，社会科学文献出版社 2013 年版，第 180－197 页。

社会组织（Organizations Sociais em Saúde，OSS）。政府严格规定其服务应面向所有居民并且不能收费。其启动资金主要来源于财政和一些跨国援助，政府通过一些预设的关键绩效指标来判定运营方的合同履行情况，然后向其付费。同时运营方也拥有人力资源、外包及采购方面的自主权，但严禁任何资本投资活动。其运营也存在显著的缺点，即医院建筑及基础设施的折旧并没有计入预算，这一问题直接影响到其设施的更新升级。尽管如此，与其他公立医院相比，OSS运营医院床位使用率及平均住院日等关键指标明显占优；而且与同等规模公立医院相比，OSS运营医院要少雇佣1/3左右的员工，有效解决了医院管理效率低下、人浮于事的问题。[①] 巴西圣保罗州PPP的主要特点为：（1）政府购买医疗服务，实现了角色转变，政府从“哑巴供应商”转变成了“聪明的购买者”。（2）引入私立部门的管理经验实施特许经营。政府向社会招标管理公立医院的专业公司或组织，这些公司或组织必须是非营利组织或者是巴西法律规定的社会健康组织。（3）PPP成功的关键在于人力资源管理方面的改革。有专家于2009年选取了圣保罗州运营PPP近10年的12家医院和12家政府直接管理的医院进行对比研究，发现12家采取PPP运营的医院取得了很好的成效，而其中的关键在于包括独立的用人机制和激励机制在内的人力资源管理改革和创新。（4）公立医院的公益性体现为中低收入人群免费医疗。PPP医院国家所有的产权不改变，管理和运营权交给私立部门，相当于由政府购买医疗服务提供给辖区内的中低收入人群，也能体现出公立医院的公益性。

南非在1994年建立宪政民主政体之后就在国家立法层面上给予了PPP的合法地位，将其上升为一项基本国策，鼓励政府公

---

① The Global Health Group. Public-Private Investment Partnerships for Health: An Atlas of Innovation. University of California，San Francisco August，2010.

共部门与私营企业之间共同供给公共服务的创新机制。财政部还成立了部门专职负责PPP工作。在南非，PPP机制的核心目标就是消除种族歧视与贫困，创造资源平等分配的社会环境。在医疗服务领域，2006年，Limpopo省政府将一家大型公立医院的肾透析单元整体交由一家私营健康集团经营，合同期限为10年，是一种典型意义的“院中院”模式。运营商投入了1200万美元以设计、建设、升级并运营这家医院的肾透析单元。政府每年打包支付给运营方220万美元，要求其100%地平等对待所有病人。[①] 值得关注的是，运营方费森尤斯（Fresenius Medical Care）是德国一家著名的跨国医疗集团，肾透析正是其专长领域。其基本经验主要包括：(1) 引入私立部门资金，升级改造公立医院，不仅增加了医院基础设施，而且促进了省政府的经济增长；(2) 来自私立医院的技术和经验改善了公立医院的医疗服务质量，提高了医疗服务效率；(3) 私立部门建立的私立医院能满足当地居民多层次和多样化的需求。“院中院”的模式不但能满足低收入人群的需求，也能满足高收入人群的多样化医疗服务需求，但在中国场景下，“院中院”模式应禁止；(4) 公立医院长期存在的人力资源短缺情况得到改善，同时医务人员在公私医院间流动，提高了公立医院的医疗技术水平；(5) 私立医院通过满足多样性的需求，获得的收入弥补公立医院亏损，保障社会弱势群体获得医疗服务的可及性。

与南非相似的是，印度也以国家层面立法的形式确定了PPP制度安排的战略地位。因此，从中央到地方政府都采用PPP模式，引入私营部门进入医疗服务领域。在医疗服务原有布局中，因政府财政支出能力有限，印度的医疗费用约79%都由私人或社

---

① The Global Health Group. Public-Private Investment Partnerships for Health: An Atlas of Innovation. University of California, San Francisco August, 2010.

会承担，民营医院占到医疗机构总数的60%。然而长期以来，公立医院与民营医院之间缺乏相互交流与信任，因此印度医疗服务领域PPP的一个重要任务就是整合割裂的医疗资源，提升效率。如在古吉拉特邦（Gujarat State），政府致力于降低较高的产妇和婴儿死亡率，由于区域内妇产科医疗资源集中于民营医院，其妇产科医师是公立医院的近百倍。因此政府采用购买、升级、运营、转移（Purchase-Upgrade-Operate-Transfer，PUOT）模式，将公立医院的妇产科诊疗服务转移给民营医院，给收入处于贫困线以下的孕妇发放分娩报销凭证，并重新规划了人力资源，最终有效控制了产妇和婴儿死亡率。[①] 印度医疗服务采用PPP模式的主要经验体现为：(1) 通过PPP实现政府提供基本医疗服务的职责；(2) 除引入私立医疗机构为贫困人口服务外，还为边远地区农村人口提供远程医疗和为贫困妇女提供产科护理；(3) 政府还与保险公司、私人诊所合作为贫困人口提供医疗保障。其工作对象都是为基层贫困人口服务，体现了政策主要关注的是社会低收入人群。

3.1.6 国外公私合作办医实践的比较

从本书案例来看，其差异表现在以下几个方面：

第一，动机。从根本目的来看，各国政府推进PPP实验都是为了向公民提供高质量的医疗服务，满足公民不断增长的医疗服务需求。具体来看，英国主要是为了提高资金使用价值，通过私人融资解决公共财政供给能力不足的问题。巴西、瑞典案例实行PPP的主要目的是解决公立医院管理效率低下的问题，在医疗服务市场引入竞争机制。西班牙、德国的实践既是一种融资和管理

---

① The Global Health Group. Public-Private Investment Partnerships for Health: An Atlas of Innovation. University of California, San Francisco August, 2010.

模式，也是为了解决公立医院效率低下的问题。印度的实践则是为了整合现有资源，为原本分离的公私医疗服务供给体系提供连接的桥梁与纽带。南非的实践最主要的目标还是为满足边缘人群的医疗服务需求，其目标从属于其消灭贫困与种族隔阂的总体政策安排。

第二，内容。其根本差异就在于是否由私营资本提供核心的医疗服务。当前世界各国主流上还是禁止私营资本进入核心医疗服务领域，但大多数国家都允许私营资本提供辅助性非医疗服务。需要强调的是，本书所呈现的案例有一个过滤的过程。PFI实践目前非常普遍，因此本书仅列出其代表国家英国。其他案例中私营资本都涉及了医疗服务的直接提供。具体来看，西班牙、澳大利亚、德国、瑞典的典型案例中私营资本完全承担了核心的医疗服务部分；而南非、印度的典型案例则是某个诊疗单元和专科的外包。

第三，类型。英国的实践是典型的PFI，这也是其他国家普遍存在的一种制度安排。而在澳大利亚，尽管大部分州实行的是PFI，但西澳大利亚州的典型案例却是一种BOOT（Build-Own-Operate-Transfer，即建设—拥有—经营—转让）模式。从印度全国范围来看，虽然有宏观政策的鼓励，但大部分实践本质上还是一种私有化形式，然而我们提供的案例却是一种PUOT（Purchase-Update-Operate-Transfer，即购买—更新—经营—转让）模式。其他的案例，如西班牙著名的阿尔奇拉模式，瑞典、德国、巴西等国家的PPP实践都是一种DBFO模式，由此我们也可以发现，这是国际上医疗服务领域PPP实验一种主要的选择。

3.2　中国公私合作办医的一般模式

3.2.1　广州广和医院——PFI实践

在国内医疗服务PPP领域，最早引起社会各界广泛关注的实践探索是在2004年，由广州市第一人民医院与广州广济医疗器械有限公司合作建立的广和医院在广州成立。其合作模式主要是由广州市第一人民医院提供业务用房和技术及人力资源支持，而作为社会资本方的广济公司则提供资金支持及辅助业务管理，综合了公立医院的品牌和技术优势及社会资本方的资金优势和灵活性，是一种灵活的PFI模式。综合新闻媒体报道，这家医院有自己的独立法人，合作双方根据合作协议进行利润分配，其经过试运营后，基本达到盈亏平衡，也成了广州市一级职工医保定点单位。[①] 这个项目运营超过10年时间，今天已很难看到有关其进展的持续报道，其官网更是信息渺无。关于项目本身，其运营过程的责权机制并不为人所知，因此我们很难对其运营成效有进一步的判断。但作为中国医疗服务领域第一个试水PPP的项目，其创新意义自不待言。

3.2.2 昆明市星耀医院——BOOT实践

昆明市是新医改的试点城市之一，其地方政府为推进多元化办医连续出台了一系列政策，促进了区域医疗服务体系的创新发展。其中，昆明市第一人民医院星耀医院是公私合作的一个典型案例。其合作双方为昆明市第一人民医院和星耀集团，其中，星耀集团是昆明本土的一家大型房地产公司。在其合作模式中，星耀集团作为投资方承担医院基础设施建设并且购买设备，而昆明市第一人民医院则以品牌、技术及人力资源入股，双方共同出资成立“昆明市第一人民医院—星耀体育城医疗有限责任公司”。其合作协议明确规定，合作的前十年星耀集团占51%的股份，此

① 《PPP在公立医院中的5种实践模式及案例》，http://www.brjr.com.cn/thread-208373-1-1.html.

后昆明市第一人民医院占股51%，因此控股权转移至公立医院一方①。这家医院建成之后成为昆明市最大的社区医院，其正式运营后连续两年以总分第一名的成绩获得昆明地区“十佳民营医院”称号。星耀医院的实践是一种典型意义上的BOOT模式，这种在西方非常流行的模式在中国并不多见。在社会资本投资非营利性医院建设的回报机制不明确的政策背景下，它也只是一个特例。

3.2.3　汕头潮南民生医院——EPC实践

汕头潮南民生医院是由香港企业家吴镇明个人投资兴建，按三级医院标准设计和配套建设的大型综合性民营医院，医院于2006年2月5日正式开业，由汕头市潮南区人民政府和民生医院投资方共同委托汕头大学医学院第一附属医院进行全面托管。医院占地120亩，编制床位数1000张，目前开放病床数700张，开设12个病区、28个临床专业、27个门诊医技科室。这家医院属于典型意义上的PPP模式，由汕头市潮南区人民政府、汕头大学医学院附属第一医院作为公共部门，潮南民生医院作为民营部门，构建三方主体合作关系。其主体权责分配也比较明确：首先，地方政府主要是作为监管者，对医院作为非营利性医疗机构的公益性责任进行监督，确保其经营的规范性；汕头大学医学院第一附属医院全面承接潮南民生医院的经营管理职能，民生医院职能科室、业务科室负责人全部由汕头大学医学院附属第一医院派出人员担任，实行以“一科两区”为核心的管理及技术资源共享机制，以汕头大学医学院附属第一医院为主导，给予民生医院管理和技术上的全面支持；而投资方则按照政府要求在适当满足投资回报目标的同时，为社会更有效率地提供基本医疗服务。医

① 陈龙：《当代中国医疗服务公私合作研究》，云南大学博士学位论文，2011年。

院运营实现了经营权和所有权的分离，投资方拥有所有权，托管方拥有经营权。为保证管理机制的通畅，建立了潮南民生医院托管委员会，成员由汕头大学医学院附属第一医院院领导、主要职能科室负责人及病区主任组成，下设执行委员会，作为派驻民生医院的管理班子。相较于周边地区的民营医院，该医院运营效果非常好，第一年总收入即达到 6800 万元，基本实现盈亏平衡①。其成功经验也受到了业界的广泛关注与好评。

潮南民生医院的运营属于 PPP 模式中的“交钥匙”（设计—采购—施工/交钥匙，Engineering-Procurement-Construction/Turnkey，EPC）工程。事实上，当前中国场景下的公私合作办医，许多都采取了这种 EPC 模式。这种模式最大的争议与问题在于我们很难寻找到一种机制克服投资者和经营者之间的利益纠葛与冲突。然而我们也注意到，潮南区政府是在汕头大学医学院附属第一医院托管潮南民生医院第五个年头才介入其合作过程，明确充当了合作关系中的第三方主体，并且明确其合作关系为 PPP 模式。潮南民生医院相关人士介绍，这也是为了解决医院所存在的人才瓶颈问题由各方主体协商而来的方案，最终促使地方政府加入合作②。通过这个案例，我们可以看到政府最终还充当了一个协调者的角色。这也是本案例最值得我们重视的经验。

3.2.4 香港大学深圳医院——O&M 实践

香港大学深圳医院（深圳滨海医院）是由深圳市政府投资兴建的大型公立医院，产权归深圳市政府所有，医院总投资 35 亿元，其规模可见一斑。这家医院采取了新型的 O&M（Operation

---

① 陈永松，梁若柽：《从托管到 PPP 的医改实践》，《现代医学》2013 年第 5 期。

② 殷文娟：《汕头潮南民生医院经营管理模式探索》，2013 年中国民营医院发展年会上的讲演。

and Management）模式，地方政府将医院的运营和管理整体外包给香港大学，由香港大学和深圳市政府共同成立医院董事会，实行董事会领导下的院长负责制，董事会负责行使重大项目的决策权，而医院院长及其医院管理团队负责医院的运营。在香港管理团队的打理下，这家医院的运营具备许多特色：不接受任何非预约病人（急诊除外）；全科门诊打包收费；初诊病人必须先在全科门诊接受初步诊疗的分诊模式；人力资源的全员聘用制；等等。值得注意的是，深圳市政府给香港一方留下的时间并不多，在港方管理 5 年之后，深圳市政府将停止对其财政补贴，医院完全自负盈亏。目前这家医院已经运营 3 个年头，医院的运作过程备受各种负面信息困扰，如运营两年的巨额亏损、过高的床位空置率、人力资源团队的不稳定性，等等。对此，各类纸质、网络媒体都有铺天盖地的报道。尽管缺乏关键证据支持，但这家医院没有达到其运营初期的设定目标已经是不争的事实。对此，其院长也承认香港经验确实水土不服。[①]

这一案例有着迥异于其他案例的特征，它是由政府出资兴建的大型公立医院，并委托专业团队进行管理。在多元化办医的各种社会实验中，该模式可谓独树一帜。

同时，其实践过程暴露出的问题，也证明了照搬其他地区的经验时容易存在水土不服、运营不通畅的问题，须特别注意管理团队的本土化。

3.2.5　北京门头沟区医院——ROT 实践

北京市门头沟区医院是首都范围内首家引入社会资本以盘活资源、更新管理机制的公立医院。这家三级甲等医院一直以来都

---

① 郑升：《解码香港大学深圳医院：当香港模式遇到内地医疗体制》，《21 世纪经济报道》2013 年 3 月 30 日。

在亏损经营，因此，2010 年 8 月在门头沟区政府的推动下，该医院与凤凰医疗集团签订了合约，双方合作办医，社会资本与政府在重构层面上形成了四个突破：第一，成立了由出资人与社会力量共同担任的理事会，由社会资本方担任院长职务，并成为医院的法人，同时取消院长的行政级别；第二，在保留公立医院原有事业编制的前提下，改高层管理人员的行政任免为聘任制，放开人员工资总额控制以重塑激励机制；第三，构建医院自我监管、卫生局行业监管和第三方监管的多重监管机制；第四，医师管理做到了专业机构集团所属医院内部医生的多点执业。医院管理机制上突破了公立医院的现有体制。例如，取消院长行政级别，并且建立理事会领导下的院长负责制。医院理事会实行委任制，由举办单位和地方政府各委任 3 人，其年度计划、预决算及主要人事任免等重大决策权完全由理事会掌握。同时建立了监事会，由区政府、凤凰医疗、医院职工代表共 9 人组成。医院管理团队由凤凰医疗集团组建，门头沟区政府每年支付 200 万元管理费用。但有资料显示，改革后至 2011 年的一年时间里，政府的经常性财政补助没有降低，医院并没有实现扭亏为盈的目标，其 PPP 的成败经验评估有限。①

门头沟区医院的实践在中国并非个案，在中国有一些设施陈旧亟须更新升级或者说资源不足的公立医院都采取了这种 ROT 模式（Renovate-Operate-Transfer，ROT）。所以与其说是公立医院希望借重所谓专业化管理团队的资质与能力，倒不如说公立医院更渴望获得来自社会资本方的资源与资金支持，在此基础上，寻求以管理机制创新来打翻身仗。然而，实际效果远远达不到预期。因此对于一些长期经营状况不理想的老旧公立医院，除

---

① 庄一强，等：《公私合作伙伴关系在卫生领域的应用与探索》//朱幼棣：《中国民营医院发展报告（2013）》，社会科学文献出版社 2013 年版，第 180－197 页。

了寻求资本与资源的投入，更为关键的因素还在于找到有丰富实践经验的专业化医院管理团队。

3.2.6　武汉亚心七医院——民营医院托管公立医院的实践

同门头沟区医院相似的是，始建于 1957 年的武汉市第七人民医院也是一家陷入长期经营困境的二级公立医院，它是被托管方。其寻求托管的背景因素有以下几个方面：一是周边 3.7 公里内，有市三级甲等医院 8 家；二是效率比较低，负债经营已经很多年，员工多年拿全额工资的 70%；三是缺乏有效的经营管理，市场竞争意识淡薄、管理滞后、团队涣散、人才流失严重；四是设备老化、基础设施落后。[①] 而托管方武汉亚心医院（亚洲心脏病医院）是中部地区一家经营绩效非常好的民营医院。2011 年，在武昌区政府的推动下，亚心医院全面托管武汉市第七人民医院（托管更名为亚心七医院），托管时间是 25 年。托管之后，七医院的全民所有制结构、公共卫生服务职能、非营利性和职工事业身份均保持不变，在此基础上寻求管理机制与模式的突破。为此，七医院引进了亚心医院的“董事会领导下的总经理、院长负责制”；建立了医院全面质量管理体系，按照 ISO9000 及 JCI 认证标准，对医院组织架构进行改造，建立了员工培训、绩效、质控、病患服务、社会服务等方面的制度体系；医院所有临床区域都配备了行政经理，使得科室主任能够摆脱繁杂的行政事务束缚，专注于医疗业务工作。在托管 4 年以后，亚心七医院新综合大楼已经投入使用，门诊量及手术量快速增长。业界对这家医院的托管前景较为看好。

---

① 叶红：《民营医院托管公立医院的实践与探索》，2013 年中国民营医院发展年会上的讲演。

亚心七医院的 PPP 实践从形式上来看也是一种 ROT 实践，它与门头沟区医院相比，最大的差异在于医院管理团队。门头沟区医院是将经营管理权交给了凤凰医疗集团，而亚心七医院则是交由亚心医院全面托管。相比之下，亚心医院的管理团队有更为丰富的实践经验。作为一家民营医院，其管理团队能够在激烈的市场竞争中取得成功即说明了其能力。然而，从大环境来看，中国的民营医院绝大部分都存在极大的生存压力，像亚心医院这样有余力再去托管经营其他公立医院的例子只能是个案。当然，其成功探索再次印证这样一个观点：医院成功运营的关键因素在于有高效的技术与人力资源团队整体植入。

3.2.7 国内案例总结

在多元化办医的政策背景下，中国医疗服务场域各类医疗机构与实体的合作远远不局限于我们发掘的素材。比方说，还有所谓“院中院”“院旁院”等模式。关于“院中院”模式，国家明确禁止公立医院将科室承包给营利性机构的做法，然而当投资方为公立医院投资建设硬件设施，在公立医院中开辟部分区域由社会资本运营时就具有了一定的合理性。因为，它的投资主体是社会资本而非政府财政，当然政策上其操作空间仍然具有很大争议。“院旁院”模式有很典型的实例参考，如北京新世纪儿童医院与北京儿童医院的合作。新世纪儿童医院于 2006 年正式开业，是一家营利性股份制医院，北京儿童医院占到其 35%的股份。医院选址毗邻北京儿童医院，在其正式开业之后即展开与北京儿童医院的合作。北京儿童医院在当时是亚洲最大的儿童医院，其日门诊量在 2006 年已达到 8000 人次，此后高峰期已突破 12000 人次。作为一家专科医院，长期处于超负荷运转中。而建成之后的新世纪儿童医院则顺理成章地帮助北京儿童医院分流病人。因此，双方均声称其合作目的很简单，就是为了满足不同层次的患者需求。二者的合作模式基本还是松散型的，北京儿童医院会派驻一部分医护人员，但不介入其管理运营过程。另外，值得注意的是，新世纪儿童医院没有采购大型检查设备，而是采用和北京儿童医院共享的方式。[①] 所以这两家医院的合作方式非常类似于“院旁院”模式，即社会资本取得与公立医院毗邻的土地，在公立医院旁兴建营利性医院。但这种以松散的业务联盟形式而存在的合作关系，很难算是严格意义上的PPP。正如前文所指出的，一个典型意义上的PPP，必须满足三个关键要素：长期的正式契约关系、政府的主体责任和公共服务的合作供给。广州广和医院、星耀医院、潮南民生医院、香港大学深圳医院、北京门头沟区医院、武汉亚心七医院都可以说是PPP的实践探索，案例总结见表3-1。

表3-1　国内模式总结

医院名称	模式	特　征	运营现状
广州广和医院	PFI	股份制；公立医院提供业务用房和技术及人力资源支持，社会资本提供资金支持及辅助业务管理	网站停用，新闻报道绝迹，运营效果不明
昆明星耀医院	BOOT	股份制；合作前十年社会资本占股51%，后十年公立医院占股51%	运营效果较好，获得官方肯定
汕头潮南民生医院	EPC	地方政府、公立医院与民营医院构建三方PPP关系；交钥匙工程，公立医院全面托管民营医院	受到学术界持续关注，获得官方肯定

① 《精耕细作下取得长远发展——专访新世纪儿童医院辛红》，http：//www.sohu.com/a/517530_100733.

（续表）

医院名称	模式	特　征	运营现状
香港大学深圳医院	O&M	地方政府将新建公立医院的运营和管理整体外包给香港大学；运营五年后，医院归属于深圳市的公立医院，医院盈亏自负	多重证据源印证其亏损严重，管理团队水土不服
北京门头沟区医院	ROT	地方政府、公立医院与社会资本方构建三方 PPP 关系；公立医院由社会资本方经营	运营一段时期内鲜有报道，效果不明
武汉亚心七医院	ROT	公立医院由民营医院全面托管；维持非营利性	获得官方肯定

3.3　讨论

3.3.1　国内外公私合作办医实践的典型模式与经验

PPP 是当代全球善治背景下社会领域一种应用范围非常广泛的创新模式。它首创于基础设施领域，在这一领域积累了非常成熟的经验与模式（见表 3 - 2）。在医疗卫生行业，PPP 应用的策源地英国也是围绕基础设施的融资与建设而展开的。在欧洲，尽管医疗服务普遍被认为应当是由政府提供的公共服务，然而实践中仍然不断出现私营资本进入核心医疗服务领域的探索。在强调政府主体责任的前提下，医疗服务领域的 PPP 实践成为一种不可阻挡的潮流，本书所呈现的皆为国外成功的案例，但并不意味着国外没有失败的案例。当然，医疗服务行业有着非常特殊的根本属性，关系人类健康权的实现，健康权的公平分配是任何一国政府都必须重视的问题。从医学人类学的角度来看，民族国家对于健康权的认知深受其社会历史文化因素影响，这也直接影响各国政府的政策选择；同时，它也不可能跳出意识形态的选择。从这个角度来看，所谓的 PPP 最优模式只是相对的。因此，本研究比较国内外各种模式，并不在于选择，而在于吸取其经验。从案例所呈现的经验来看，有以下关键因素值得重视。

第一，政府的决心与领导力。从全球医疗卫生改革的趋势来看，各国政府都摒弃了大规模私有化的早期行动纲领。强调政府的主体责任正是 PPP 与私有化的区别，关键在于政府能否合理管控。从这个角度来看，引入私营资本提供医疗服务对于政府来说有很大的政治风险。所以政府在这个过程中的领导力尤为重要。在我们提炼的大部分案例中，PPP 的实践首先做到了立法先行，做好顶层设计。如澳大利亚有全国的 PPP 治理委员会，印度也成立了专门的管理机构。

第二，严格的资质审核。大多数国家政府都对其私营部门伙伴提出了较高的资质要求。运营方不但要有雄厚的资本实力，还需要具备医疗服务行业丰富的从业经验和专业能力，如澳大利亚 Joondalup 医院的合作方梅恩医疗和拉姆塞医疗集团，还有南非案例的运营方费森尤斯都是著名的跨国医疗集团。

第三，有效的监控机制。为保证政府对 PPP 项目的有效管控，大多数国家都采用了类似于监事会的治理结构。如阿尔奇拉模式的联合委员会，其负责人必须是由政府任命的公务员常驻医院办公。而在意大利的实践中，董事会成员构成中来自公共部门的一方须占多数。各国实践都采取了政府审计与第三方审计结合的方式以保证运营一方履行公共服务职责。

第四，精心设计的政府购买服务机制。私营部门巨额资金投入医疗服务的目的必然要求回报。因此大多数 PPP 实验都采取了政府购买服务的机制，如西班牙的阿尔奇拉模式和印度古吉拉特邦的实践即是按人头付费；而澳大利亚、瑞典等国则根据运营绩效设计了更为细致的逐年付费机制。

非常遗憾的是，由于国内研究的匮乏，国内案例的呈现缺乏系统性。就算是业界评价不错的潮南民生医院和亚心七医院（昆明星耀医院实质上还只是一家社区医院）的实践由于缺乏其运营过程的材料，也很难做经验总结。因此，中国医疗服务公私合作的实践与学术研究，迫切需要一手素材的经验支撑。

表 3－2　PPP 典型模式

模式		利益	问题
BOT	Build-Operate-Transfer 建设—经营—转让		
BOOT	Build-Own-Operate-Transfer 建设—拥有—经营—转让	在不动用公共部门资金的情况下，通过私营部门的建设，实现经营或者进一步的转让	对其提供的公共服务及经营监管有难度
BOO	Build-Own-Operate 建设—拥有—经营		
BT	Build-Transfer 建设—转让		
BLOT	Build-Lease-Operate-Transfer 建设—租赁—经营—转让		
DBMM	Design-Build-Major Maintenance 设计—建设—主要维护	设计和建设交私营部门负责，也包括设施保养	设计建设与经营脱节
DBFO	Design-Build-Finance-Operate 设计—建设—融资—经营	项目的执行、资金支持和经营风险全部转移至私营部门	私营部门风险大，公共部门话语权小
DBO	Design-Build-Operate 设计—建设—经营		资金的预算和监管不易
DBTO	Design-Build-Transfer-Operate 设计—建设—转让—经营		存在转让风险

（续表）

模式		利益	问题
Divestiture	Complete Divestiture 完全剥离	双方角色清晰	非实质合作
	Partial Divestiture 部分剥离	双方合作	合作角色易模糊
EPC	Engineering-Procurement-Construction/Turnkey 设计—采购—施工/交钥匙	擅长建设的社会资本进入医疗行业，可采取此两种模式	投资者与经营者之间容易出现利益界定不清导致的矛盾与冲突
EPCM	Engineering-Procurement-Construction 设计—采购—建设—管理		
LUOT	Lease-Upgrade-Operate-Transfer 租赁—升级—经营—转让	投入资金少，用租赁的方式可使项目快速运营	存在转让风险
MC	Management Contract 管理外包	通过外包给专业公司，使得管理更富效率	难以评估承包方的专业能力
O&M	Operation and Management Contract 运营和管理外包		
PFI	Private-Finance-Initiative 私人—融资—计划	引入社会资本	资本回报期望值高
PUO	Purchase-Upgrade-Operate 购买—更新—经营	通过购买服务的方式，快捷且目的性强	不易纳入系统的战略管理
PUOT	Purchase-Upgrade-Operate-Transfer 购买—更新—经营—转让		

（续表）

模式		利益	问题
ROT	Renovate-Operate-Transfer 更新—经营—转让	有效更新陈旧设施	收益—成本评估困难
SC	Service-Contract 服务外包	将部分服务外包给专业公司	管理困难
TOD	Transfer-Operate-Development 转让—经营—发展	周期短，易实施	合作双方达成协议困难
TOT	Transfer-Operate-Transfer 转让—经营—转让		

表格来源：引用改编自庄一强，等：《公私合作伙伴关系在卫生领域的应用与探索》（2013）[①]。

3.3.2 中国公私合作办医的现实选择

从本章所分析的6个国内案例来看，基本上是两种模式的主体间合作关系：一种是利用社会资本将公立医院交给民营企业或管理团队经营，前面有4个案例属于这种模式；另一种是潮南民生医院和星耀医院的实践，即将民营医院交由公立医院托管。

前一种模式在理论上不存在问题，我们也可以看到西方发达国家的PPP实践经常采取这种模式，以期解决公立医院运营效率欠佳的问题。在中国，之所以将公立医院交给社会资本经营，一方面是国际经验提供了思路，另一方面更重要的是融资需要。然而更为关键的问题是，中国是否存在大量有专业管理经验的民营

① 庄一强，等：《公私合作伙伴关系在卫生领域的应用与探索》//朱幼棣：《中国民营医院发展报告（2013）》，社会科学文献出版社2013年版，第180－197页。

医疗集团能够接盘公立医院，这个问题直接影响实际的运营效果。我们通过整理国外案例材料，业已发现专业的医院管理团队是国外成功案例的关键因素。而从本章国内案例来看，这一问题悬而未决，难以得到足够的实践材料支持。因此，在中国医疗服务场域植入前一种模式，须更多考虑社会现实环境。毕竟中国民营医院本身就处于困境之中，像武汉亚心医院对接武汉市七医院的成功实践只是个案。因此，社会资本托管公立医院可以成为公立医院转制的一种选择，然而其作为医疗服务领域公私合作主要载体的时机并不成熟。相反，在中国，真正有较强的医院管理经验和能力、完全适应中国国情的医院管理团队存在于一些运转良好的大型公立医院之中。所以，由大型公立医院与社会资本合作经营或托管合作共建的医院，或国外、境外医院管理团队与国内有经验的医院管理者（或团队）合作经营医院是一个可行的选择。

正如前文所指出的，新医改后，中国医疗服务供给格局最大的变化即是社会资本办医的突飞猛进。在政府一揽子政策方案的连续推进后，短短几年时间内，民营医院已超过了医院总数的一半。尽管政府强调了自身在基本医疗服务领域的责任，然而民营医院医疗服务供给总量的急剧扩张使得中国的医疗改革在形式上颇为激进。当然，在现有医疗服务供给能力严重不能满足快速增长需求的前提下，推进社会资本办医是一种必然的选择。前文业已指出当前的民营医院发展困局，它们急需专业支援。同时，现有的医疗服务监管体系更多是针对处于体制内的公立医院，针对迅速崛起的民营医院的监管和扶持政策既不成熟，也不配套，民营医院医疗服务质量在缺乏足够水平的专业技术人才、面临较大的生存压力的情况下很难得到保证，其社会公信力仍然无法提升。所以，诸多新建民营医院寻求大型公立医院支持的实践正在成为一种大势所趋的潮流。另一方面，从宏观政策选择的角度出发，意识形态选择使得中国各级政府不愿轻易充当“私有化”运动的先驱。政府对民营医院不能是“放羊式”的管理，利用大型公立医院丰富的医疗服务资源和管理资源，加之政府对它的有效管控，以公私合作的形式培育出一批民营医院的标杆，其实是一种顺势而为的政策选择。从制度经济学视角分析，这种探索可以成为一条引领民营医院规范发展的良性路径依赖。

当然，利用公立医院资源引导民营医院发展，在现实中主要有两种选择：股份合作制和不介入产权的托管经营，即理论上的资产型联盟和契约型联盟。如果采用股份合作制，公立医院一般以品牌和技术投入入股。然而在现行法律框架下，上述两个要素都难以评估其市场价值，所以公立医院很难控股。紧随而来的问题是，在合作医院中，公立医院因占股少、派驻人员不固定等因素，难以控制、稳定医疗服务质量。此外，公立医院在产权关系上是政府财政全资投入，如果公立医院再投资，在新的经济实体中持股，那么产生的经济效益原则上应该上缴财政，而不是自持。最后，如果公私合作出现问题，在新的公司资产中，公立医院想撤股或品牌等，技术操作层面也有问题。因此，本书对股份合作制这样一种模式的推进持保留看法。相比较而言，托管这种交钥匙工程风险很小，因为公立医院不注资持股，即使运营不理想也不会造成国有资产的流失。所以，公立医院托管民营医院这种模式应当是现阶段公私合作办医的重点内容。本书所探讨的中国公私合作办医也限定在这一范围内。到此，我们可回到本书的研究主题，公立医院托管民营医院的实际效果如何，呈现出何种经验与问题？对此，我们急需一手经验素材的支持，需要选择一些典型案例，对其伙伴关系构建的实际进程进行深度分析。

第4章　公私合作办医伙伴关系构建的案例比较分析

4.1　案例研究设计

4.1.1　研究对象

在对国内外医疗服务领域各种公私合作实践的比较分析基础上，本书聚焦于中国场域中公立医院托管新建民营医院的实践，选取包括3家公立医院与4家民营医院进行合作办医实践的4个案例，案例的入选遵循以下标准：（1）合同年限均为10年以上，是正式的长期契约关系。（2）工作业务全面对接，是一种实质意义的战略伙伴关系。（3）运营时间均达到2年或以上，问题与经验初显。（4）参与合作的公立医院均为医疗资源丰富的国家卫计委直管的大型公立医院，有能力承担对民营医院的业务指导。这一标准符合国家对于推进社会资本办医的政策安排，也契合委属委管医院社会责任的要求。（5）参与合作的民营医院均为新建医院，出资人具备承担医疗服务高额投入的资本实力。同时，作为实验对象的民营医院包括了综合与专科医院，以及营利性和非营利性医院，便于案例间的比较归纳，提供比较全面的分析视角。

4.1.2　案例相关编码

根据访谈者要求，笔者对文中相关的人名、地名、机构名称进行匿名处理，访谈资料来源采用了“X—Y—Z”编码，前两个字母为案例编码，后一个字母为访谈对象（基本情况见表 4-1）。案例所涉及的 3 家公立医院分别编码为 A、B、C；4 家民营医院分别编码为 a_1、a_2、b、c。公立医院 A 与民营医院 a_1 的合作构成案例 A—a_1；公立医院 A 与民营医院 a_2 的合作构成案例 A—a_2；公立医院 B 与民营医院 b 的合作构成案例 B—b；公立医院 C 与民营医院 c 的合作构成案例 C—c。此外，本部分内容直接涉及的其他人名、地名、机构名称编码如下：

案例 A—a_1：TSL 集团（合作关系第三方，a_1 医院主要投资方之一）、C 副院长（时任副院长）；

案例 A—a_2：TH 集团（a_2 医院主要投资方）、X 总（TH 集团董事长）；

案例 C—c：JW 集团（c 医院主要投资方）、W 院长（C 医院院长）。

表 4-1　访谈对象基本情况

案例编码	访谈对象	访谈时间
A—a_1	M_1：A 医院院长	2014.01.20/24
	M_2：A 医院负责合作办医职能科室负责人	2013.10.27
	M_3：a_1 医院时任院长（Z 总），主要投资人之一	2013.11.17
	M_4：a_1 医院副院长，主要投资方 TSL 集团代表	2014.01.21
A—a_2	M_1：A 医院院长	2014.01.20/24
	M_2：A 医院负责合作办医职能科室负责人	2013.10.27
	M_5：a_2 医院院长，由 A 医院派出	2013.10.26
B—b	M_6：B 医院前任院长	2014.04.23/24
	M_7：b 医院总经理，主要投资人	2014.04.24
C—c	M_8：C 医院院长助理	2014.04.03
	M_9：c 医院总经理，投资方代表	2014.04.04

4.1.3　案例概况

(1) 案例 A—a_1

A 医院简况：A 医院地处中部某省会城市，国家卫计委直管三级甲等公立医院，985 高校附属医院。现拥有编制床位 3500 张，临床医技科室和亚专科 88 个；员工近 5000 人，年门急诊量 200 多万人次，年出院病人 10 万余人次，年大中型手术约 6 万台次。医院连续三年被全国网友评选为“全国最受欢迎三甲医院”；连续三年获得由国家卫生计生委和健康报社颁发的“医院改革创新奖”；公立医院社会贡献度排名连续三年位居全国第四位。医院是中部地区重要的医疗诊治、医学教育和医学研究中心。

a_1 医院简况：a_1 医院与 A 医院同城，是由著名上市医药企业 TSL 集团等社会资本投资兴建的三级康复医院、中部地区最大的康复医学中心之一，也是第一家获批国家临床重点专科的康复医院。一期医疗建筑面积约 3 万平方米，编制床位数 420 张，康复治疗业务的用房面积达到 2 万平方米。业务定位“大康复，小综合”，在开设八大特色康复专科的基础上，同时开设内外科及儿科、妇科等基本医疗科室。医院是省、市医保及工伤定点单位。

合作内容：A 医院对 a_1 医院进行医疗业务托管（2015 年医疗业务转为全面托管），提供人力资源与技术支持，构建双向转诊渠道。a_1 医院医疗副院长和核心管理部门主任、学科带头人、临床科室主任由 A 医院骨干担任（2015 年院长由 A 医院直接派出）。专业技术人员均由 A 医院相关科室进行临床规范化培训，并与 A 医院共享科研教学资源。职称晋升体系纳入省级医疗机构统一管理，符合人才引进标准的可调入 A 医院，然后再由 A 医院委派到 a_1 医院工作。T 集团作为主要投资方是合作关系的第三方，医院前期实际运营权由另一投资方 Z 某掌控。

（2）案例 A—a_2

A 医院简况：同上。

a_2 医院简况：a_2 医院与 A 医院同城，是某投资人集团投资兴建的民营三级综合医院，截至 2014 年是该省最大民营医院。医院占地面积 8.4 万平方米，建筑面积 25 万平方米。医院首期设置床位 1000 张，计划设置床位 3000 张。医院业务定位“大专科、小综合”，是省、市医保定点单位。

合作内容：A 医院对 a_2 医院进行医疗及部分管理业务托管，提供人力资源与技术支持，构建双向转诊渠道。a_2 医院院长、医疗副院长、学科带头人、临床科室主任和主要职能部门负责人均由 A 医院骨干担任。专业技术人员均由 A 医院相关科室进行临床规范化培训，与 A 医院共享科研教学资源。职称晋升体系纳入省级医疗机构统一管理，符合人才引进标准的可调入 A 医院，然后再由 A 医院委派到 a_2 医院工作。

（3）案例 B—b

B 医院简况：B 医院地处西南某省会城市，国家卫计委直管三级甲等公立医院。现拥有编制床位数 4300 张，设有 44 个临床科室及 9 个医技业务科室，在职员工超过 1 万名。门诊设 200 余种专科、专病门诊，最高日门、急诊服务量 18000 余人次。在 2014 年中国医学科学院医学信息研究所发布的“中国医院科技影响力排行榜”上，医院综合排名全国第一；在中国某最佳专科声誉和最佳医院排行榜上，医院连续五年名列全国第二；在 2015 年公布的中国公立医院社会贡献度排行榜上总分位列全国第一。医院是西部地区疑难重症诊疗的国家级中心。

b 医院简况：B 医院与 b 医院同城，是以某投资人集团投资兴建的民营三级非营利性综合医院。b 医院建筑面积 10 万余平方米，按综合性三级甲等医院标准进行设计建设，规划床位 1200 张，一期开放床位 650 张。硬件条件和设备设施比照三级甲等综合医院的标准设计配置，是集医疗、科研、教学为一体的民办非营利性综合医院。医院是省、市医保及工伤定点单位。

合作内容：B 医院对 b 医院全面托管。b 医院医疗、教学与科研与 B 医院实行一体化运营管理，包括医疗技术力量和管理团队在内的全部从业人员均由 B 医院派出，制度、规范、标准、流程与 B 医院一致，医疗水平和质量与 B 医院完全一致。

（4）案例 C—c

C 医院简况：C 医院地处北方某直辖市，国家卫计委直管三级甲等公立医院。医院现拥有编制床位 1448 张（开放床位 1700 余张），设有临床、医技科室 57 个。2013 年医院信息化通过美国医疗信息与管理系统协会（Healthcare Information and Management Systems Society，HIMSS）6.056 级认证（该评级最高是 7 级）。医院是集医疗、教学、科研为一体的现代化综合性大学医院。

c 医院简况：c 医院与 C 医院同城，是由著名上市医药企业 JW 集团等社会资本投资兴建的民营三级非营利性综合医院。医院占地 2 万平方米，建筑面积 7.5 万平方米，1 期完善建设 4.5 万平方米并先期投入使用，最终建设成为拥有 500 张床位的大型综合医院。

合作内容：C 医院对 c 医院进行全面托管。c 医院医疗、教学与科研与 C 医院实行一体化运营管理，包括医疗技术力量和管理团队在内的全部从业人员均由 C 医院派出，c 医院医疗及管理业务与 C 医院全面对接。

4.1.4　案例分析的主要维度

综合 4 个案例的基本情况来看，参与合作的 3 家公立医院均为 985 高校附属医院、国家卫计委直管医院，均属于区域医疗中心，有着非常一致的同质性。而民营医院投资方背景则比较复杂（见表 4-2），可以从多个层面对其伙伴关系运营进行具体比较。

表 4-2　4 家民营医院背景比较

医院＼维度	功能定位	营业性质	主要投资方行业背景	合作第三方
a_1 医院	专科	非营利性	大型医药企业（上市公司）	T 集团
a_2 医院	综合	营利性	以房地产商为主的投资人集团	无
b 医院	综合	非营利性	以房地产商为主的投资人集团	无
c 医院	综合	非营利性	大型医药企业（上市公司）	区卫生局、公共委

首先，从政府支持与参与的角度对合作办医的背景进行比较，旨在界定政府是否参与、参与强度及政策支持，讨论案例医院的合作是否符合公私合作的标准形式。

其次，比较公私医院双方合作的基本动机，以确定双方目标的兼容性。

再次，对合作办医的运营过程进行比较。根据实际情况，在参考现有主要文献的基础上选取治理结构、管理者、运营效率三个维度对运营过程中的伙伴关系管理进行比较。此部分重要目标为总结实际运营中的经验与问题。

最后，探讨公私合作办医过程中各方利益的实现，即异质性组织合作实践中公私利益能否平衡的问题。重点内容为公共利益是否得到有效实现，这也直接关系合作的政治合法性，能否将其纳入政府的正式制度安排。

4.2　案例分析

4.2.1　合作的启动背景：政府支持的准公私合作

(1) 合作的现实动力

由于医疗服务的供给关系公民基本健康权的实现，在现代政府治理体系中，医疗服务被绝大多数国家视为公共服务。西方大多数国家对于进入这一行业的私人企业都有非常严格的资质审核。不同于西方情境下进入这一领域的私营资本有着较高的专业性，中国场域中资本进入医疗服务行业有着明显的盲动性，而忽略了这一行业具有较高的技术准入门槛和运营风险。尽管政府顶层设计力推社会资本进入医疗服务行业，然而对于社会资本办医的具体路径却缺乏可操作的政策安排，更缺乏监管经验。在既缺乏专业能力又缺乏规范引导的现实情况下，中国场域中民营医院发展举步维艰。

作为中国医院管理界的泰斗级人物，M_6 院长基于自身的实践认知认为，民营医院的发展能够解决医疗总投入不足的问题，硬件设施自然能跟上来，然而技术与人力等软资源的极度匮乏却是短期内无法解决的问题。对此，M_1 院长持相同看法，他同时也提出了中国居民就医文化对于民营医院发展的制约。

“现在的民营医院由于老百姓多年来的就医习惯，它的信任度，它自己的医疗能力和资产的能力，包括它的管理水平现在都没有跟上，这有一个市场培育期，急不来的。”（访谈资料，A—a_1/A—a_2—M_1）

在这些医院院长看来，在多元化办医政策放开社会资本进入医疗服务行业的前提下，中国的医疗服务的供给并不缺融资，最为紧缺的还是人力资源。这不光是民营医院所需要面对的困境，优质人力资源的极度缺乏也是我国整个医疗服务行业所面临的重大困扰。同时，优质人力资源分配呈明显的“T”字结构，好的资源与技术几乎全部集中在大型公立医院手中。所以，民营医院必然寄希望于获得或者分享大型公立医院所掌握的资源。而力推社会资本从事医疗服务的地方政府有着同样的考虑，本研究的4个案例其合作关系的启动都在不同程度上受到了政府的支持或撮合。

（2）政府的作用分析

案例C—c合作办医实践的启动有着典型的代表性。

“当时就是周边老百姓的需求也非常强烈……政府没有钱，它就需要动用社会力量来建这个东西……我们本来是希望在这里开办一个专科医院……政府一再主张希望我们能开一个大的综合性医院，为周边的百姓服务。……我们原来做的都是专科的。做综合做专科虽然都是做医院，差别太大了。那么到底我们应该怎么做？正好，我们集团的老总跟C医院的W院长非常熟，两个人就在一起聊这个事，那么我们就是说民营资本跟公立医院能不能合作。当时他们私下聊的时候还到卫生部找了一个领导，找了市卫生局的一些朋友都在聊了。大家的意见都认为这是医疗体制改革的一个探索，今后也可能是一个方向。……那么如果说在这个地方，如果能引进它的品牌，由C医院来做一些医疗的托管，他们可能会做得更好，会比我们做得好。那么好了，我们双方一拍即合，把这个事情汇报到区政府、卫生局，（他们）也非常大力地支持。”（访谈资料，C—c—M_9）

在这一案例中，地方政府对于合作办医实践起到了实际的推动作用。c医院因为区政府的动员调整了办医方向，然而其并没有能力办综合医院。在这种背景下，政府极力支持其与C医院的合作。因此这个案例体现出比较强劲的政治动员色彩，启动模式呈现出“政府推动，自主结盟”的特征。区卫生局、区公共委同时与C医院缔结了医疗卫生共同体协议。然而这个协议更多是地方政府与公立医院C医院之间的合作，政府并没有明确以主体身份参与c医院与C医院的合作。所以这个案例看起来像公私合作，实际上由于政府并没有具体参与合作过程，它只能算作一种准公私合作。与此相类似的是案例B—b，其启动模式体现出明显的“政府强力推动”特征。

“S省政府、C市政府引进了F集团进来……它有十几万人，在这个新区里面……所以当时政府签约时省委书记把我带过去了，就是等于需要我去给它做这个（事情）。然后它所在的高新区共有五十万人口，没有一家三级医院，这也是一个（原因）。实际上，就在政策上给了你很多支持，有的支持是隐性的，没有文件。但政府要做这个事情，把它引来了，也有任务给你。……政策就是您一开张就按三级甲等医院的标准收费，所有的手续特事特办，绿灯开放。这个就是政府的支持，没有文件，但实际上在办事的时候就是不一样。”（访谈资料，B—b—M_6）

这一案例体现出浓厚的中国地方招商引资色彩，公立医院与民营医院本身并无结盟的主动意识。地方政府基于区域经济发展的配套性需求力推 b 医院与 B 医院的合作，招商引资色彩极为强劲。然而，政府并没有将这种合作模式纳入制度化渠道，也没有作为第三方参与合作。案例 B—b 同样只能算作一种准公私合作。

同样的，案例 A—a_1 和案例 A—a_2 的合作都没有明确地方政府行政主管部门的主体地位，但操作过程中都有地方政府作用的影子。如案例 A—a_1 有省人力资源与社会保障厅的牵线串联作用，案例 A—a_2 则同样存在区政府的支持与扶助。

“a_1 医院当时通过省人力资源社会保障厅，它是通过政府牵线。因为 a_1 医院当时在省内已经是工伤定点机构，他做这家医院呢，就是按照政府的要求来做的，是政府要做一个点来购买服务。做到一定规模后，他想做得更好、更大，那么以他的实力、他的品牌，不足以在短时间里做大。Z 总（M_3）敏锐地抓到了国家政策上的变化、动向，然后就找到我们。……他最需要的就是我们品牌上的支持，需要我们在医疗服务上的支持。a_1 医院对于我们来说，第一，我们也想在公立医院参与康复体系建设上有所作为，也想通过与这种康复医院的合作，加快我们住院病人的周转。而且建设三级康复医疗体系是政府迫切需要的，比办综合性医院的需求更加迫切。”（访谈资料，A—a_1—M_2）

“a_2 医院那个时候找了我们。……当时很尴尬，它钱投进去了，三级医院建设这个指标行政部门也批了，房子也建起来了，但不知道怎么弄。一没医生，二没护士，三不懂医院怎么管理。它迫切需要懂医的人来帮它。……我们正好想往外拓展，想为自己医院的学科建设提供院外的发展平台，同时也希望将一些周转很慢的专科的病人分流出去。（合作）有双方各自的需求，有契合点。”（访谈资料，A—a_2—M_2）

所以案例 A—a_1 与案例 A—a_2 更多是民营医院自发寻求公立医院支持的一种尝试。地方政府基于地方医疗服务发展的需要实际上是非常支持这种自发选择的，然而相比于案例 B—b 和案例 C—c，其政治动员程度只能算作一般，因此案例 A—a_1 与案例 A—a_2 的启动模式呈现出“政府支持，自主结盟”的特征。

西方国家医疗服务公私合作实践的启动都有比较完备的顶层设计，政府在这一过程中占据核心的主体地位。尽管在案例 B—b 的合作办医启动过程中，地方政府扮演了强力角色，然而这其中更多体现出的是官员的个人意志，其启动过程虽然符合中央关于医药卫生体制改革的大原则，但没有看到将其纳入制度化渠道的设计与意图。其他 3 个案例同样也表现出这一特征。由于政府的作用仅仅是政策上的支持，而没有实际的财政投入或参与合作医院的管理，我们很难把地方政府作为真正的主体。从这些合作办医实践的启动背景来看，地方政府把社会资本当作解决基本医疗服务供给能力不足的优先选择，而且在资方缺乏专业背景与医院管理能力的情况下，公立医院与民营资本的结盟得到了政府不同程度的支持。尽管这种实践非常类似于公私合作的模式（公立医院理论上的出资方就是政府），但地方政府没有作为合作关系的正式主体，我们将这种中国场域中的公立医院与社会资本合作办医的实践界定为“准公私合作”（见表 4－3）。从逻辑上分析，这种准公私合作的合作办医实践更多表现出一种“摸着石头过河”的自发性和探索性。因此，这种自发的“准公私合作”模式在缺乏政府整体制度安排的前提下，其伙伴关系运营呈现出何种经验与问题，需要在探索中不断总结，以不断规范合作各方的行为，形成可操作、可复制、有成效的合作模式。

表 4-3　合作启动政治背景的维度比较

案例 维度	案例 A—a_1	案例 A—a_2	案例 B—b	案例 C—c
政府作用模式	政府支持，自主结盟	政府支持，自主结盟	政府推动，自主结盟	政府强力推动
政治动员程度	一般	一般	极强	较强
政府主体地位	否	否	否	否
伙伴关系界定	准公私合作	准公私合作	准公私合作	准公私合作

4.2.2　合作各方动机比较：使命驱动或回报驱动

Saltman 将不同类型组织从事医疗服务的动机区分为使命驱动型（mission driven）和回报驱动型（return driven）[①]，这也可以大致理解为营业性质上非营利性和营利性的区别。西方国家医疗机构的非营利性与营利性有着极其严格的操作规则。然而对中国大部分公立医院（县级医院除外）来说，政府财政拨款只占极小的份额，在实质性的生存压力下，一些公立医院只能以市场化的方式自负盈亏。所以在中国场景下，根据营业性质的差异窥探不同类型医院合作办医的动机并不具备太大参考价值。基于此，本书虽然仍将中国场域中不同医疗机构参与医疗服务供给和合作

---

① Shaker A Zahra，Gerard George. Absorptive Capability：A Review，Reconceptualization，and Extension. Academy of Management Review，2002，27（2）：185－203.

办医的主要动机划分为使命驱动型和回报驱动型，但实际上，对某一个医院而言，这两种动机是兼而有之的。

将医疗机构的从业动机区分使命驱动与回报驱动两种模式有着非常重要的实际意义。因为从事医疗服务本质上就是一种基于公共性的使命，在运营过程中，追求收益与回报必须从属于保证医疗服务质量，以及对公民生命健康权负责的使命性要求。从这一角度分析，追求经济回报并不与社会责任使命要求相冲突。作为事实上的市场经营主体，公立医院进行合作办医的动机必然有经济上的考虑。这也就是我们常说的：营利性不一定盈利，非营利性不是不能盈利。要区分二者之间的差别，关键是看医院所有者或/和决策者营利的动机是为了获得经济回报还是为了通过盈利将非营利性的事业做得更好。然而在现实的体制障碍与生存背景下，大多数公立医院管理者及其医务人员在为医院建设和发展做出贡献的同时，却承担着极重的舆论压力。

“深层次的问题从来没有问为什么……公立医院的经济运行有什么问题？医生在想什么？医生其实并不像一部分人想的，都是那么趋利。医生群体追求的第一位是个人的成长，成就感是第一位的，第二位才是经济啊，就像歌里面唱的，‘可惜你不懂我的心’。”（访谈资料，B—b—M_6）

在高知云集的组织文化氛围下，中国公立医院，尤其是大型公立医院有着非常强烈的个体与组织高成就倾向。如果单纯以经济利益判断其合作办医的动机，未免有失偏颇。本书案例所涉及的公立医院均为国家卫计委直管医院，业界称为“国家队”，它们长期承担着保障基本医疗服务、支援和指导基层医疗卫生机构、应对突发公共卫生事件、扶贫、支边、援疆、援藏、援外等社会公益性医疗卫生服务，而且将这些工作当成医院的基本使命。与此相契合，本书案例公立医院一方的访谈对象都强调自己参与合作办医的动机更多是一种坚持公益性的使命。

“现在看得出来，大量的有实力的经济实体，都瞄准这一块……如果它不是来搞公益的，最后会给我们这个行业造成一定的混乱，会产生很多坑害老百姓的行为。所以，我们参与多元化办医，除了医院事业发展的考虑以外，还有一种社会责任，那就是利用我们的管理规范和多年形成的公益性的理念，用我们的做法就是对社会负责的做法来引导社会资本有序地进入这个（医疗）市场，在营利的同时为病人提供优质的服务。这样我们可以树立一个榜样。”（访谈资料，$A-a_1/A-a_2-M_1$）

而从民营医院一方来看，Anderson认为由于医疗服务的特殊性，参与公私合作的私人公司在一定程度上受到政治权威的影响，因此其目标同样具有多元性；同时他也认为，在公私合作场景下，并不是所有的私人资本都追求最大化的利润。[①] 亦即是说，参与公私合作的经济实体在政治因素的影响下，必然接受公共性某种程度上的考量。本书案例同样支持这一观点，民营医院一方的访谈对象均强调自己的动机是一种基于社会责任的战略投资，在此基础上寻求使命与回报的结合。

“T集团（主要投资方）的想法呢，说实话，我们不是不想赚钱，绝对是想赚钱的，但是我们看得比较远，我们非常深刻地理解到赚钱只有在非常公益的，就是得到社会效益的这种大前提下才有可能实现。”（访谈资料，$A-a_1-M_4$）

“我们做这个事情，主要就是响应省领导的号召。大前提就是为地方服务，为医疗技术的发展而服务。如果说只为经济价

① Van Ham，Koppenjan J. Building Public－Private Partnerships：Assessing and Managing Risks in Port Development. Public Management Review，2001，4（1）：593－616.

值，我完全可以搞其他行业。”（访谈资料，B—b—M_7）

“我们实际上是把它作为一个公益的事业来做，慈善的事业来做。实际上建医院有我们自己一个上下游的考虑。因为我们集团内部就是我们做的其他产业啊，有这个干细胞储存……这是我们集团下属的产业，既然它做了干细胞的储存，那么它的下游就需要干细胞的使用。”（访谈资料，C—c—M_9）

沿着这一理路，各方参与合作办医的目标似乎非常一致，其驱动过程首要的是社会责任的使命意识，其次才是基于个体利益的回报。这一目标的顺位排序非常关键，因为共同的目标直接影响伙伴关系的构建与维系。从本书的案例 A—a_1、B—b、C—c 来看，公立医院一方均明确承认民营医院主要投资方有着较强的社会责任意识，双方在目标上比较契合，我们很难发现合作双方目标上存在明显的差异。不太一样的情况是案例 A—a_2，访谈对象 M_2 坦诚指出了双方在动机与目标上存在的差异。对此，M_1 和 M_5 持相同看法。

“我个人现在回想起来，我们在对合作对象的考察上疏忽了一点，即投资人对投资回报的真实期望并不是他所说的那样。对于合作 5 年 10 年的远景，在合作前的谈判时，对期望值我们是交代得非常清楚的（即这种合作的回报是缓慢而长期的，至少 5 年才能达到盈亏平衡点），讲得非常清楚。他（指投资人）当时的表态是他不愁钱，他不指望用这个（医院）赚钱。但实际上，合作一年后我们发现，投资人没有真正接受和领会这种合作回报的长期性，也完全不了解这个行业。……所以这是当时没有理清的一个问题。”（访谈资料，A—a_2—M_2）

从营业性质来看，案例 A—a_1、B—b、C—c 中所涉及的 3 家民营医院都是非营利性的，而 a_2 医院是营利性医院。既然是非营利性的，投资人从项目中获得间接利益（如增加下游需求和获利）的动机是明确的。尽管前文指出，从营业性质判断其从业动机是否符合公共性要求不具备主导价值，但联系案例材料来看，它多少能反映一些利益诉求与分配的问题。根据访谈材料，案例 A—a_2 中公立医院和民营医院两方在目标上存在较大的分歧，A 医院访谈对象指出 a_2 医院投资方迫切的资本回报意识给托管团队的运营带来了极大的压力。理论上这种回报驱动的模式在动机上也不符合规范意义上的公私合作模式的公益性导向。各方合作办医动机比较见表 4－4。更重要的问题是，在实际的运营过程中这样一种目标冲突能否调和或缓冲？

表 4－4　各方合作办医动机比较

维度＼案例	案例 A—a_1	案例 A—a_2	案例 B—b	案例 C—c
公立医院动机	使命驱动＞回报驱动	使命驱动＞回报驱动	使命驱动＞回报驱动	使命驱动＞回报驱动
民营医院动机	使命驱动＞回报驱动	回报驱动，不能真正理解医疗服务的公益性	使命驱动＞回报驱动	使命驱动＞回报驱动
证据支持	“我们非常深刻地理解到赚钱只有在非常公益的，就是得到社会效益的这种大前提下才有可能实现。”（表述得到公立医院认同）	“投资人没有真正接受和领会这种合作回报的长期性，也完全不了解这个行业。”	“我们做这个事情，主要就是响应省领导的号召。如果说只为经济价值，我完全可以搞其他行业。”（表述得到公立医院认同）	“我们实际上是把它作为一个公益的事业来做、慈善的事业来做。实际上，建医院有我们自己一个上下游的考虑。”（表述得到公立医院认同）
公私合作目标吻合程度	基本吻合	冲突	基本吻合	基本吻合

4.2.3 运营过程的比较：治理结构控制权、管理者素质与运营效率观

(1) 治理结构控制权

在案例 A－a_1 和案例 A－a_2 中，a_1 医院和 a_2 医院都是由 A 医院托管，其治理结构与模式比较一致。A 医院尽管承担了两家民营医院的医疗管理，然而两家民营医院在职能管理上都有较大自主权。以下主要以 a_2 医院的运营为例阐述。a_2 医院管理上的最高决策机构为 a_2 医院管理委员会（以下简称为管委会），由公立医院和民营医院双方共同组建。管委会主任为 A 医院院长 M_1，管委会副主任为主要出资人 TH 集团老板 X 总。医院院务会负责管理层面的具体行政事务。其权责分配在合作启动之初即有非常明确的规定。2011 年缔结的“托管协议”第六条规定：“甲方侧重 a_2 医院的后续资金投入、后勤服务和社会相关协调工作。乙方侧重 a_2 医院的整体运营事务，包括医疗、预防、保健、康复等业务的运营管理。”此后，在 a_2 医院一次管委会会议上 M_1 院长进一步明确提出：

“管委会为最高机构，院务会必须不折不扣地完成管委会决议。涉及宏观的远期规划等，如重大经济决策、重要人事任免须向管委会报告，由管委会审核。”（资料来源：a_2 医院管委会第一次会议会议纪要，2011.03.30）（备注：管委会会议纪要由出席会议的全体管委会成员签名确认。）

所以 a_2 医院管委会和院务会之间的权责分配非常清楚，以 M_5 院长领衔的 a_2 医院院务会工作直接向医院管委会负责。然而在这次规定医院运营方向的重要会议上并没有明确医院董事会与管委会之间的关系。如果双方合作目标存在冲突，这一治理模式就存在着极大的隐患。一年半之后，在 a_2 医院第六次管委会会议上这一问题被列入正式会议议程进行讨论。

“C副院长（a_2医院时任副院长）：董事会、管委会、经营委员会（院务会）关系不清楚，权利和义务不清楚、不具体。……到底是管委会领导还是董事会领导，遇到分歧的话怎么办？……从M_1院长管委会的角度，首要的就是医疗质量、公益性、规则；从X总董事会这边，投资回报很重要。……价值观、行管方式没统一。”（资料来源：a_2医院管委会第六次会议会议纪要，2012.10.24）

作为a_2医院从市场上自行招募的职业经理人，C副院长的意见非常坦诚，直接指出了双方办医动机上的鸿沟。M_1院长回应得很明确：“管委会对董事会负责，但董事会不能管院长……其实关系很明确。”X总的回答则值得推敲，其一方面表示“投资方面不着急”，另一方面表示“为管理团队方面着急、担心”，其实质还在于对管理团队经营效果的不满意，并且回避了C副院长的问题。至此，治理模式上的弊端在这次会议上公开。此后，2013年年中，M_5院长领衔的a_2医院管理团队撰写了《a_2医院运行现状与建议》报告，归纳了治理结构上的问题，同时也列出了极具说服力的实例。

“1. 管理模式亟待理顺，合作双方在医院运营管理中的分工未得到落实，董事会、管委会、院务会的责权不清晰。2. 发展速度超过现有医疗服务能力储备，医疗安全隐患较多。3. ××团队未得到充分信任和尊重。4. 医院的成本控制过严，影响医院运行和发展。……实例包括：（1）董事长直接管理医院所有事务，细到直接指挥科主任、护士长，细到护士节的活动安排批准；（2）院长为首的院务会没能获得真正的管理医院的实质授权，所做决定难以得到实施，未能发挥应有的运营管理职能，对树立管理层的威信极为不利；（3）仪器、耗材等配置要求，院务会的意见不受重视，完全由出资方决定，直接影响医疗质量和安全，如手术室的空调使用都得不到满足，需要开风扇做手术，影响手术安全，等等。”（资料来源：a_2 医院管理团队《a_2 医院运行现状与建议》报告，2013.06.03）

从 a_2 医院治理过程来看，A 医院对其托管的运营受到了投资方极大的掣肘。托管协议虽然强调了投资方的责任，然而没有明确约定投资方不得干涉医疗业务的具体运营是一个缺陷。同时，a_2 医院产权属于 TH 集团，在资方与托管方缺乏共识基础的前提下，董事会能够轻易架空托管方，这也导致了运营过程中冲突的不可调和。同时，由于两家医院合作政治支持程度有限，缺乏政府的协调作用，双方合作陷入僵局，最终通过协商终止了合作关系。

案例 A—a_1 的各方主体关系与案例 A—a_2 有显著差异。如前述表 4-2 所示，案例 A—a_1 是一种三方合作关系。TSL 集团是主要投资方，A 医院是托管方，而另一投资人 M_4 则取得了医院的实际控制权。与案例 A—a_2 相类似的是，A 医院对 a_1 医院的托管运营也受到了医院实际控制人 M_4 的干预。然而，由于主要投资方 TSL 集团与 A 医院的合作办医目标高度吻合，在运营过程中问题频繁出现的情况下，双方联手理顺了管理机制。2015 年年中，a_1 医院治理结构发生重大调整，明确了管委会的核心地位，医院院长及核心职能管理部门主任改由 A 医院直接委派。A 医院对于 a_1 医院的托管从品牌与技术支持转为全面托管。之所以有这样的安排，是因为 A 医院管理层及时总结了在 a_2 医院的经验与问题，在取得主要投资方支持的背景下，这是一次良性的自适应改进。

通过案例 A—a_1 和案例 A—a_2 运营过程中治理结构的比较，有一点认识可以明确：公立医院对民营医院的托管一定要取得实际的话语权，否则这种托管就失去了实际效用与价值。投资方与托管方的权责分配必须要在合同中明确规定，所以契约的签订对于合作关系的良性运营有着重要的影响。然而公立医院掌握全局是否就毫无争议？对此，案例 B－b 与 C－c 的运营模式可供参考。

与改进后的 a_1 医院的治理结构相同的是，案例 B－b、C－c 各方的权责分配极为明确。其管理模式是典型的 EPC，核心医疗服务、临床支持服务及管理业务由公立医院全面接盘。案例 B－b 中，b 医院的经济运行情况是最好的，运营第一年即取得结余，然而事实却并不是皆大欢喜。B 医院前任院长 M_6 提供了这样的证据。

“前面基本上没有太多的冲突，后来运行起来，我下了（退休）新的上去就有冲突了。……店大欺客，就跟它说我的结余（2013 年年终）只有 2%，那人家肯定不相信啦。所以后来我跟他们提了一个建议，就很简单，第三方审计，结余是多少，以审计为依据，一人一半，最终还是把协议签下来了。医院有这个合作实际上肯定是多赢，不可能是单赢，你如果是单赢的话，最后就要打架了。”（访谈资料，B－b－M_6）

随后这一事实得到 b 医院总经理的承认。在这一事件发生时，b 医院投资方曾明确向政府及 B 医院一方提出要求退出，并公开质疑 B 医院运营财务信息的不透明，矛盾不可谓不尖锐，但在政府的调解和双方多次沟通的基础上，最终通过第三方评估的方式解决了争议。b 医院总经理尽管有不少抱怨，但他也指出了运营上的冲突能否妥善解决的源头在于双方基本的目标是否一致。

“大目标上没有分歧，管理模式有问题。什么是合作？你的意志不能强加于我，反之也一样。公立医院的思维惯性必须要扭转，不过也要理解他，要给时间，这个要有一个过程，是一种相

互的理解。”（访谈资料，B—b—M_7）

所以并不是说公立医院的全面托管就没有问题，如果一方凌驾于另一方之上，信息尤其是财务信息不透明，那么合作关系也难以维系。此外，公立医院长期以来存在的一些积弊也造成了民营医院一方的质疑，如案例C—c。

“公立医院也养成了某种大手大脚（的习惯）。买个设备一定要买最好的，还要这个型号最全的、配置最高的。反正花的钱是国家的，不是老板自己的钱。市场化需要公立医院改变观念，不是说你怎样花这个钱都可以。一定要有控制，一定要买合适的，能省一分钱就省。所以公立医院和民营的理念上会有一些矛盾。实际上这需要改变观念。观念要改变才行。”（访谈资料，C—c—M_9）

从合作办医的运营来看，医疗业务上一定是公立医院引导民营医院进入规范化渠道。在治理结构的权责分配上，需要有一种双方关系更加平衡、对等的工作模式。治理结构主导性及优劣势比较见表4－5。这也对公私医院双方管理者的管理实施能力提出了更高的要求。

表4－5　治理结构主导性及优劣势比较

维度＼案例	案例A—a_1（改进前）	案例A—a_2	案例B—b	案例C—c
治理结构权责分配	公立医院局部承担医疗服务管理，其他管理由民营医院承担	公立医院承担医疗服务管理，其他管理由民营医院承担	公立医院全面承担医疗、业务及职能管理，民营医院提供资本及后勤服务支持	公立医院全面承担医疗、业务及职能管理，民营医院提供资本及后勤服务支持

（续表）

维度＼案例	案例A—a_1（改进前）	案例A—a_2	案例B—b	案例C—c
优势	双方关系比较对等，民营医院自身办医能力可以渐进提升，积极性得到保证		权责分配明晰，公立医院易于引导医疗服务规范提供	
劣势	权责分配模糊，公立医院的托管容易受到资方掣肘		公立医院管理强势，信息不对称，民营医院积极性无法有效保证	

（2）管理者素质

异质性组织间合作管理有着相当大的复杂性，这也对管理者的素质提出了较高要求。所以在公共部门与私营部门的跨组织管理实施过程中，管理者必须有能力将有着不同目标、计划和文化的两个甚至多个组织联合起来。具体对于公立医院和民营医院双方来说，都需要在求同存异的基础上理解对方，建立共同规则。其管理实施要有专业素养。

首先，管理者的专业素养要体现在对行业规律的尊重上。在战略联盟领域，相关行业经验被视为挑选合作伙伴的关键要素。这一点对于医疗服务行业有着非常重要的参考价值。在新医改政策导引下，大量资本雄厚的房地产商进入医疗服务领域兴办医院。因为缺乏对行业规律的足够了解，所以资本方轻易认为医疗服务是暴利行业。在无法取得暴利的前提下，对于成本控制的过于苛刻则会使得医疗服务质量无法得到有效保证。

“手术室的空调使用都得不到满足，需要开风扇做手术，影响手术安全；设备耗材过于强调低价，忽略了品质，比如手术器械。……同样的耗材，比如骨科耗材，病人在a_2医院支付的价格要高于A医院。”（资料来源：a_2医院管理团队《a_2医院运行现

状与建议》报告，2013.06.03）

其次，医院发展最缺的是专业人才，人本管理本是办医院的首要原则。“悬壶济世，医者仁心。”尊崇医生是中国文化的优良传统，这应当是新进入行业的社会资本方办医应坚持的基本原则。然而，在 a_2 医院的管理实施过程中，因为投资方不专业，且又要干涉管理团队的工作，这一原则也被动摇。

“有一次因为医生管理的问题，他跟我讲‘要是以前我就一脚踢过去了’。我就说：‘老总，你以前那管的都是民工啊，你现在面对的都是些高级知识分子了。’我实在是没办法。”（访谈资料，$A-a_2-M_5$）

专业性是医疗服务行业从业者的首要特征，既表现为医护人员的技术的专业性，也表现为管理者的专业素养。因此，在挑选合作伙伴时，相关行业的从业经验应当作为重要标准。

此外，在异质性组织合作的实践过程中，应重视非正式组织关系的管理。因为跨组织管理已经超出了组织原有的边界，所以管理者在合作过程中会发现正式命令、控制等制度途径的管理在实践中经常失灵。通过沟通、协调、妥协等人际关系技能来加强双方信任成为合作的关键。M_3 的表述非常典型。

“我们的目标是完全一致的，那么在执行过程中不到位的地方我们双方尊重理解沟通，从最开始（确定的）这些原则去解决（分歧）。”（访谈资料，$A-a_1-M_3$）

另一方面，从民营医院的角度来看，其建设完全依靠自身的资本投入，有着极大的生存压力。由于体制约束与惯性，公立医院的管理效率历来深受诟病。公立医院如果在托管合作过程中还持有传统管理的思维惯性，那么这种态度既是对投资方的不负责任，也会让公私合作办医关系的远景蒙上一层阴影。因此，公私合作也对公立医院的管理者提出了更高标准的要求。对此，M_8 的观点较为典型。

"公立医院和民营的理念上会有一些矛盾。……我把C医院作为一个职业管理团队。它做医院尤其是大综合一定是经验比我丰富。你公立医院来管民营医院的话，那你的脑子要从公立的角度转到民营医院的角度。这也是个惯性，思维的一个习惯，就看你能不能转变观念。……我觉得公立医院今后的发展一定会有变化。这总体的医疗体制一变的话，那你公立医院的一些规则可能就会被打破。"（访谈资料，C—c—M_8）

因此，管理者的素质与能力对于合作的运营非常重要。具体而言，公立医院在选择合作对象时，要充分考虑其是否具有医疗行业的经验，以及管理团队是否具有专业素养。而民营医院在考察合作对象时同样应考虑，托管方是否有足够的能力再运作一家新医院，其人力资源团队能否在技术和管理上带动医院发展。

（3）运营效率观

相对于商业领域，公共服务领域的效率观有着更为复杂的考量，它不能单纯以经济价值的实现为单一原则，即机械性效率。相对而言，公共服务领域的效率取向首先应当以社会价值为目标，同时将社会价值规范作为基本的效率前提，即社会性效率。两者之间的权衡在实际管理过程中操作难度非常大，民营医院在巨额投入的前提下必然有收支平衡的迫切期望。如果投资方对医疗行业规律认识不充分，公立医院维护基本医疗规范的社会性效率取向必然会与投资方的机械性效率观发生冲突。

"要把双方的权益理清，最难的就是双方医疗上的对接。比方说医疗方面，什么样的病人可以收，什么样的手术可以做，这一点一定是要我说了算，你投资方绝对不能干涉，可是他总是不满意，总觉得我（的医院）什么样的病人不能接呢？"（访谈资

料，A－a_2－M_2）

案例 A－a_2 在运营过程中的情况具有相当的普遍性，如案例 A－a_1 在急诊设置问题上的争议，案例 B－b 在开业时间进度上的争议，案例 C－c 在专科设置上的争议，都涉及追求经济利益的机械性效率与追求医疗秩序规范性的社会性效率之间的矛盾。在这一过程中，需要回答一个问题，私人部门的效率是为谁而有效？[①] 如果过分强调短期经济利益，而忽视医疗质量问题，那么这种机械性效率势必损害患者权益。因此，社会资本参与合作办医的动机对于运营过程中它所持有的效率观有着直接的决定作用。

从案例 A－a_1、B－b、C－c 来看，如果双方在总体目标上能趋于一致，且公立医院能做到提高管理效能，创造透明工作机制，民营医院一方并非完全不能接受这种社会性效率观，当然，这也需要一个过程。然而如果双方的合作没有共同使命作为冲突管理的前提，一方主体在执行过程中不能履行原有承诺，相互信任则无法构建，合作关系将陷入僵局。案例 A－a_2 的材料有力证明了这一点。

“那次开会 X 总（a_2 医院投资人）讲了好多（如何提高收入）……什么病人来了为什么不收咯……讲完之后大家都非常紧张，我马上就讲了怎么做，下一步怎么做……制度上如何把它去规范，制度上如何把它完善，要有章可循，那不是谁摸一下脑袋、想怎么样就怎么样，就是不管干什么事，大家就按制度办事。”（访谈资料，A－a_2－M_5）

“在执行的过程中，因为对方总觉得发展的效果没有达到它

---

① Geert T, Klign E. Partnership Arrangements: Governmental Rhetoric or Governance Scheme? . Public Administration Review, 2002, 62 (3): 197－205.

的预期，所以它的干涉特别多……”（访谈资料，$A-a_2-M_2$）

事实上，由于 4 家民营医院的托管方实力都非常强大，所以这几家医院在资源汲取能力上远胜于其他独立经营的民营医院。尽管 a_2 医院投资人认为经营效率不高，但以下的数据却并不能支持其观点。我们可以对照 a_1 医院的同期经营数据进行比较（见图 4-1）。

医院的发展有其自然规律。对此，医院管理专家们大多认为，一家新建医院如果能在运营第五年收支平衡，即可说明运营绩效良好。C 医院院长助理 M_6 甚至认为“十年内能打平就不错了”。从 a_2 医院的实际运营来看，2012 年 3 月到 12 月，总收入为 2544 万元，经营压力较大，然而这还是它运营第一年。而到了 2013 年度，仅仅是 1—9 月份，其总收入就达到了 7000 多万元，还需要考虑到 1 月和 2 月是全年的淡季。其经营绩效能够在第二年达到一个飞跃，且增长态势良好，对此，A 医院高层均表示这种发展态势已经超出了预期。a_1 医院投资方肯定了 2013 年的绩效，a_2 医院投资方则表示了自己的不满意。

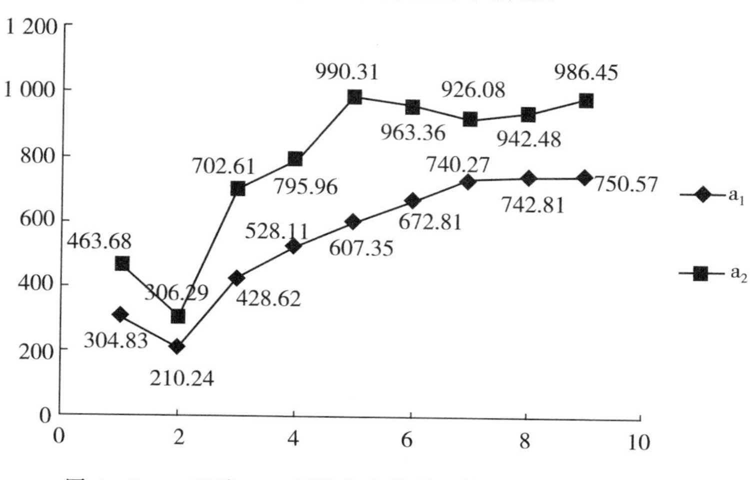

图 4-1　a_1 医院、a_2 医院收入情况比较（2013 年 1—9 月）

从本书案例来看，除了b医院能在短期内取得盈余之外，其他3家民营医院都还停留在不断地投入阶段。a_1医院和c医院的主要投资方都明确表示了办医院是长线经营，继续合作的态度非常坚决，其效率取向可明确为社会性效率优位（见表4-6）。A—a_2医院项目由于合作双方在办医理念和动机上存在激烈冲突，于2014年已经解除了合作。作者通过对历次会议资料的比较发现，在合作办医过程中，A医院管理层频繁向其灌输公益性观念，试图在善意沟通的基础上使其熟悉医疗服务的基本规则与规律。然而a_2医院投资方并不能接受这种观点。正如前文所指出的，医疗服务行业门槛很高，合作伙伴方管理者的专业素养非常重要。当然，如果民营医院与公立医院合作办医启动之初目标就不一致，这种目标冲突就会贯穿于合作全程，提前终止合作关系未尝不是一种好的选择。

表4-6　合作运营效率取向比较

案例 维度	案例A—a_1	案例A—a_2	案例B—b	案例C—c
投入—产出比较	投入大于产出	投入大于产出	产出大于投入	投入大于产出
资方态度	继续合作	结束合作	继续合作	继续合作
公立医院态度	继续合作	结束合作	继续合作	继续合作
民营医院 效率取向	社会性 效率优位	机械性 效率优位	未获得 证据支持	社会性 效率优位

4.2.4　合作的产出性质：公共利益与个体利益能否平衡

从理论上来讲，学界对公共利益的界定一直缺乏共识。对于公共利益这一概念的界定，Sorauf有两个基本观点可以借鉴：公共利益可能是一种混合物，是某些不同利益的均衡；公共利益也可能是一种伦理的约束。[①] 前者契合于组织公共性理论的分析脉络，在不同的情境下，公共利益依托特定的实践作为载体将会有不同形式的呈现，也会有不同层次的分布。而就后者而言，在医疗服务领域，公共利益的实现有伦理上的底线要求，即保证医疗服务质量，最大限度地降低医疗不良事件的发生率。医疗安全风险实质上是当前民营医院井喷式发展最大的风险因素，也是公私合作办医过程中公立医院一方应承担的重大责任。如案例 $A-a_2$ 中公私医院双方在这一问题上产生过重大冲突，最后公立医院控制了投资方的行为。

"曾经有一次他们想搞干细胞，我就把它否了。他们（投资人）都要（与第三方）签协议了，我得知后跟投资人说：你只要一签，我马上就跟你撤销关系。他后来不敢签了。"（访谈资料，$A-a_2-M_1$）

"比方说他原来要搞什么基因，搞什么肝病基因治疗，我们就坚决否决了……我们明确表态，根据协议，如果你硬是要做，那么我就撤。"（访谈资料，$A-a_2-M_2$）

a_2 医院投资方背景为房地产行业，其对医疗服务的特殊性缺乏足够认识，参与医疗服务更多是基于一种回报驱动的动机，迫切希望高投入能够换取更多的经济利益。很显然，在与 A 医院的合作过程中，a_2 医院认为受到了公立医院一方的约束，自身的利益要求没有得到满足。按照 Brinkerhoff D. 和 Brinkerhoff J. 的观点，规范意义上公私合作的利益分配应落在象限 2 和象限 4，他们选择性忽视了私人资本的个体利益，也是因为他们认为医疗服务公私合作的本质是提供公共服务。然而在实践过程中，我们根本不可能回避资本的逐利属性。所以，公私利益的有效平衡是考量公私合作合法性及可行性的一个最重要的指针。就 a_2 医院来

---

① Friendrich C. The Public Interest. Sorauf F. The Conceptual Muddle. Atherton, 1962: 149 - 169.

看，其运营第二年营业额已经达到1亿元，预计第三年即可达到盈亏平衡点。对于一家新医院来说，这已经是非常良好的业绩表现。但即使是在这样的情况下，合作中的冲突仍然缺乏缓冲空间。这一案例给予我们最重要的启示是，民营资本办医院，对于个体利益的实现应当有更为理性的认识。因此，如何判断自身利益的预期实现，对于社会资本谋求与公立医院合作的动机产生了实质意义的拷问。尽管本书案例中大部分的民营医院都坚称自身从事医疗服务更多是基于社会责任的考虑，然而在持续巨额投入的前提下，他们都坦承自身的利益要求。

“可以这样说，我们这个模式能成功是问题的关键，因为我们双方的利益都最大化，实现多赢才是赢。老百姓不受益这个模式不叫成功，B医院不受益这个不叫成功，我们受不到益也不叫成功。”（访谈资料，B—b—M_7）

对于公立医院一方来说，其个体利益的实现有着非常一致的内容。

“第一，学科发展了，床位更多了，你能做更多的事情。第二，在这里，我院有一定的管理费用。第三来讲，我方人员在那边干活，是要单拿一份钱的。”（访谈资料，C—c—M_8）

然而对于民营医院一方来说，他们作为投资方，承担了实质的资本投入压力。但至少从本研究的A—a_1、B—b、C—c这3个案例来看，他们都对自身参与合作办医的利益实现有比较清醒的认识。b医院认为自己承担了区域内重大政治任务，同时医院运营一年即取得了盈亏的平衡；c医院则声称更多是基于集团公司上下游的战略考虑。而从公共利益的实现来看，在公立医院的托管下，这几家缺乏办医经验的新建民营医院平稳度过了试营业期，医疗业务运营比较规范，几家医院均未发生重大医疗事故，有效服务了周边群众。在4个案例中，能更好地诠释合作办医过程中公共利益与个体利益平衡这一国际性难题的是案例 A—a_1（见表4-7）。

“我认为，总体来说我们这个合作是非常成功的，这个不是我们自己说成功，而是说在2013年8月的时候，当时国家的康复医疗体系试点进行末次评估，我们这个模式成为卫计委的康复医疗体系试点的七个模式之一，我们在通过这种合作时，应该说医院的发展都在我们的预计之内，我们的病床使用率已经到了百分之八十左右。”（访谈资料，A—a_1—M_3）

表4-7　合作利益实现比较

维度＼案例	案例 A—a_1	案例 A—a_2	案例 B—b	案例 C—c
公立医院利益实现	托管费用；人力资源薪酬改进；降低平均住院日；学科发展			
民营医院利益实现	有效利用残联等公共机构购买服务机制；通过托管实现“小综合”，拓展业务范围	资产资本化；运营期间，收入增长态势良好	资产资本化；运营第一年实现盈亏平衡	资产资本化；企业纵向一体化（不将医院作为主要盈利点）
公共利益实现的关键证据	康复专科方向有效弥补医疗资源稀缺领域；医疗秩序与B医院高度一致	托管期间，医疗秩序与A医院高度一致；在资方压力的前提下，2012年3月—2013年9月，医疗事故仅4起	有效辐射周边人口；医疗秩序与B医院高度一致	从专科转向综合的战略调整有效辐射了周边人口；医疗秩序与B医院高度一致

4.2.5 可借鉴模式的提出：构建政府主导的三方合作框架

公立医院与民营医院在合作办医过程中体现出的组织异质性差异对于合作关系的运转有着非常重要的影响。因此，公私医院双方对于合作办医应当有一个基本的认知。在中国场景下，利用公立医院资源引导社会资本进入医疗服务领域，其价值取向一定要坚持以公共利益为前提。从本书的研究案例来看，公立医院对于这一是非问题有着清晰的判断，这也是由公立医院的社会属性决定的。本书所有研究案例合作办医启动之初，地方政府与公立医院都对社会资本方提出了类似于公益性的要求，案例C－c综合与专科定位之争就是一个典型的例子。而对于社会资本来说，它作为独立的经济实体，只要能争取到政府支持，它都希望获得公立医院的帮助。这在某种意义上成了一种优先发展的特权，然而权利与义务是相伴相生的。如果不能正确认识医疗服务的特殊属性，其谋求与公立医院的合作反而会对追求个体利益极致化的市场行为产生掣肘。因此，民营医院参与合作办医的动机差异、运营过程中的效率观及对产出利益分配的认识都会影响合作办医的良性运转。概言之，民营医院参与合作办医实践必然要接受更多公共性的考量。这种规范性要求也指向了正式的公私合作的实现模式。从公私合作的关键要素来看，中国场域中合作办医实践缺乏政府的主体要素。从本书研究案例来看，无论是对于规范合作办医行为，还是协调公私医院双方的矛盾与冲突，政府都责无旁贷。政府的主体缺位使得公私医院的合作缺乏一些关键的中介性协调因素。

案例A－a_1是本书中公私医院双方合作运营关系较好的一个例子，从维度公共性的视角分析其运作也符合规范意义上的公私合作。然而在实际运营过程中仍然与公立医院一方存在着诸多矛盾，就非常需要政府作为第三方主体发挥调解作用。然而这还不能充分说明政府作为主体的重要意义。

“从国家政策来说，有了这样一个宏观的理念以后，包括一个原则性指导性的意见，会不会应该出一些细则？就是一旦公立医院和私立医院（私人资本）合作成立的机构，它也是非营利性的，那么这个政策应该怎么处理，应该能有一些细则出台，可能做出来就容易些……就是如果说我们做不了，你能不能指导我们一下，我们能够在哪些方面采用某些什么样的方式。但是作为官员来说，如果没有政策，没有实施细则，他们不敢讲，他们怕负责任。人家在那个岗位上他不敢轻易地来说。”（访谈资料，C—c—M_9）

前文业已指出，公立医院与民营医院的合作办医实践目前在中国已经是非常普遍的管理现象，就我们掌握的情况来看，还有非常多的类似项目在悄然酝酿，这似乎成了一些有着雄厚实力的经济实体进入医疗服务领域的主流选择。然而政府政策供给的不足使得公立医院与民营医院的合作缺乏必要的后盾与支持。据此，将目前中国场景下合作办医实践纳入公私合作模式有着非常重要的实践意义。在这种模式中，政府扮演第三方主体角色，在坚持管办分离的原则下，对公私合作的规范发展进行政策引导，对参与合作办医的双方资质进行审核，同时对公私合作运营过程进行必要的监管与协调；公立医院主要提供技术与人力资源支持，民营医院提供资本支持，二者之间应本着加强沟通、增进共识的原则来探索一种适应于公私合作情境下医疗服务发展的高效规范的管理机制；其规范运营应建基于使命驱动的动机模式，运营过程坚持社会性效率优位，从而最终达到公私利益的有效平衡，由此构建中国场景下医疗服务公私合作的三方合作框架（见图 4－2）。

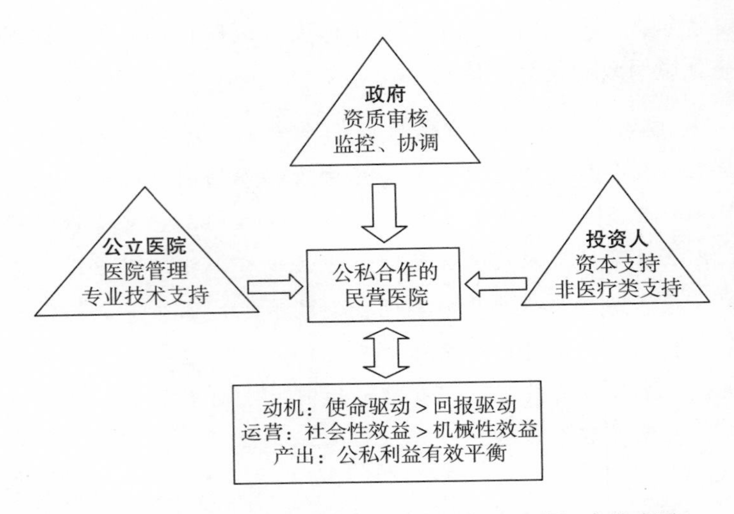

图 4－2　公私合作的民营医院合作框架与经营理念模式图

4.3　讨论

4.3.1　基于案例比较分析所形成的经验

第一，合作办医过程中公共利益的实现证明了合作形式的合法性。作为一种自发的实践探索，这些新建民营医院能够利用公立医院的技术资源与人力资源团队，医疗服务能够在短时间内辐射周边人口，符合国家推进社会资本办医的政策意图。案例中的4所民营医院均为较大规模的医院，在托管期间均未发生重大医疗事故，医疗秩序与托管方公立医院保持了高度一致，说明在我国民营医院专业技术人才缺乏、管理经验不够的情况下，由公立医院托管民营医院对保证民营医院的医疗质量与安全是十分有益的，而且有利于民营医院的良性快速发展。这种探索为民营医院突破发展瓶颈开启了一扇窗户。最富启发意义的是 a_1 医院，它的良性运转解决了康复医疗资源稀缺的问题，在政府完全没有投入的情况下，为社会提供了优质的康复医疗服务，得到了社会的广泛认同，其经验值得复制。

第二，合作双方的动机差异对于伙伴关系管理运营有关键影响。在缺乏政府财政支持的背景下，无论是公立医院还是民营医院都要面对巨大的生存压力，需要以市场化的经营方式维持收支平衡，保障员工薪酬福利，以更好地提供医疗服务。案例涉及的公立医院在长期经营过程中，能够妥善解决使命与回报的平衡问题，公益性原则是公立医院办医所必须坚持的首要原则。如果民营医院一方的办医理念是单纯地谋求经济回报，忽略了办医院的社会责任意识，那么其目标将迥异于公立医院公益性办医原则，合作过程中势必冲突不断，且缺乏调解空间。因此，参与合作办医的民营医院投资人应建立基本的公益意识和合理的盈利预期，在合理合法的范围内接受政府及托管方对于其公益性使命的要求。

第三，构建权责明晰、公开透明的治理结构能够保证合作办医运营过程的规范性。资本的本性是逐利的，即使民营医院持有明确的社会责任意识进行公私合作，也很难保证民营医院全程优先考虑医疗规范。因此，在合作办医的治理结构中，医疗及其相关业务管理须由公立医院一方全面托管。由于公立医院不占股，为保证公立医院的控制力，必须建立医疗及职能管理的最高决策机构，即由合作各方参加的管理委员会（或联合委员会），该机构对董事会负责，须回答董事会相关质询，但董事会不应直接干预管理过程。医院的医疗及行政运营应直接向管理委员会负责。

第四，公立医院与民营医院双方管理者都应当具备跨组织管理的基本素质与能力。政府与公立医院应重点选择具备医疗行业从业经验的资本方进行合作，社会资本投资方应具备持续高额投入的资本实力，将其投资视为社会责任投资或作为达成长远战略目标的战略投资，同时投资方管理者在管理过程中应充分重视并熟悉医疗服务行业的基本规律，将规范管理作为首要治理原则。

公立医院在主导医疗服务具体运营的同时，应坚持信息透明和平等沟通原则，克服公立医院的管理思维惯性与惰性，以高效管理回应投资方。双方在管理过程中应重视人际关系技巧，通过日常管理沟通和非正式组织交流建立信任。

第五，运营过程的效率追求应明确为社会性效率优位。在运营过程中，如果片面追求技术性效率，会导致医疗不良事件发生率大幅度提高，损害公共利益，同时会造成民营医院社会信誉下降，也会妨碍公立医院的公益性实现。因此，合同设计中，必须明确规定民营医院的经济发展须从属于保证医疗服务质量的需要。经营方式的调整与改进须在遵守国家法律法规的前提下，严格执行医院管委会决议。

第六，政府应当作为主体参与合作过程，以保证规范性。在缺乏政府正式主体作用的前提下，这种公立医院与民营医院的合作只是一种准公私合作，实际上每一对合作关系的启动过程又存在着地方政府的支持与推动。然而合作办医运营过程中的政府主体缺位使得公立医院不得不独立扮演公共部门角色，在不占股的情况下遏制投资方的投机行为，竭力维持医疗安全；同时公私医院双方的冲突缺乏调解与缓冲机制，也需要政府作为第三方仲裁双方的管理行为。因此，为引导这种公私合作办医实践向规范方向发展，需要政府将其纳入正式的公私合作制度安排，从项目设计、资质审核、管理监控、争议仲裁、退出机制等方面发挥政府的宏观调控作用，保证公共利益的顺利实现。当然，政府介入不等于政府管理。如果政府介入成为公私合作项目顺利进行的障碍，就适得其反了。

4.3.2 关于公私合作办医项目设计的政策建议

（1）推进思路

医疗服务的有效供给在全球范围内都是一个富有挑战性的命

题。在我国多层次医疗服务供应体系建设中，推动基本医疗服务在全国城乡的均衡布局，保障基本医疗服务的可及性和尽可能的公平性，是现阶段医药卫生体制改革的重点内容；同时，在医保体系逐步健全、医疗服务需求持续快速增长的前提下，保证医疗服务的及时有效高质量供给给政府的财力带来了很大的挑战。政府不可能包揽医疗服务的供应，事实上这也是各国政府的共识。美国著名卫生经济学学者萧庆伦早在 20 年前就曾言及这一点："无论是纯中央计划还是自由市场式的医疗系统都不能达到最大化的效率，复杂的混合系统应该是答案。"[①] 公私合作因之成为近年来医疗服务供给领域最具创新性的选择。而在中国，政府明令不得再举办公立医院，同时极力鼓励社会资本办医，尤其是举办非营利性医院，使得诸多社会资本大举进军医疗服务领域，然而政府并没有给出明确的发展方向。在"摸着石头过河"的过程中，大量的准公私合作实践应运而生。这种探索性的实践由于缺乏经验支持和政府的有效引导，在运营过程中出现了这样那样的问题，饱受规范性的争议，其根本原因还在于参与合作办医的公私双方在政府作为关键主体缺位的情况下难以形成共识基础。因此，推动政府主导（或由政府制定游戏规则）的公立医院与民营医院合作办医可被视为"多元化办医"的一种创新策略，也可以成为中国场景下医疗服务公私合作的一种现实可行的选择。目前，新建民营医院与公立医院的合作办医态势极为迅猛，如果政府不尽早以主体身份介入其合作的审核、监管与协调过程，则有可能造成国有资产与资源的流失，从根本上动摇公立医院公益性的办医性质，或形成我国医疗服务市场的乱局。现阶段政府介入公私合作办医可选择若干试点，在总结试点经验的基础上正式将

---

① Hsiao W. "Marketization" —the Illusory Magic Pill. Health Economics. 1994 (3): 331 - 357.

其纳入宏观政策框架。

（2）基本原则

① 公益性原则

公益性原则是中国医疗服务体制改革不可动摇的核心原则。纯粹的市场化无法解决医疗资源的均衡分配问题，因此政府应明确医疗服务市场化机制的公益性前提。尽管政府目前力推社会资本办医是以提高供给总量为目标，民营医院可自主选择进入高端医疗服务领域；然而政府同时也明确鼓励民营医院兴办非营利性医院，以弥补现有基本医疗服务供给能力不足的问题。这事实上也是对于民营医院的公益性要求。对于获得公私合作资质的民营医院，其办医原则应明确为公益性。不具备明确社会责任意识进入医疗服务行业的社会资本不应谋求公私合作资质。

② 政府主导原则

公私合作的政府主导原则与公立医院治理结构的管办分离原则是有机统一的。所谓管办分离原则，概言之，就是要将政府对公立医院的举办与监管职能分开。在当前条件下，多地已设立医院管理局，为管办分离原则提供了组织保障，同时也为统一推进公私合作办医的试点提供了组织保障。卫生行政部门以出政策和执法监督为主；公私合作的试点工作可由医院管理局具体实施，同时亦可将参与公私合作的民营医院纳入管理范畴。政府主导原则下的公私合作过程中，为保证合作民营医院的规范发展，公立医院须承担一部分公共部门职能。具体来说，合同期限内，医疗服务管理控制权应由公立医院掌握。

③ 平等互补原则

平等互补原则是公私合作关系构建的基本原则。所谓互补，主要是指公私双方在资源、能力上的互补。资源的差异决定了公私合作办医在管理机制上是一种不对等性联盟。合作中公立医院的首要任务是保证民营医院能够提供安全、优质的医疗服务，构建完整的医疗服务运营机制。需要注意的是，由公立医院控制医疗服务运行，其前提是公立医院的经营管理须由投资方负责。但这并不意味着民营医院在管理上居于弱势一方，管理沟通上的平等互补原则应贯彻于合作全程，重大问题上应形成共识决策。如果不能充分调动资方在管理上的积极性，合作关系将难以维系。为保证公私医院双方事实上的平等，须在制度上引入必要的政府协调机制。

（3）政策、立法支持与组织保障

自新医改启动以来，中国政府连续出台了一系列政策方案推进“多元化办医”与“社会资本办医”，能够为公立医院和民营医院合作办医寻找政策依据。如2010年《国务院办公厅转发发展改革委卫生部等部门关于进一步鼓励和引导社会资本举办医疗机构意见的通知》（国办发〔2010〕58号）指出：“鼓励非公立医疗机构采用各种方式聘请或委托国内外具备医疗机构管理经验的专业机构，在明确权责关系的前提下参与医院管理，提高管理效率。”2013年，《国务院关于促进健康服务业发展的若干意见》（国发〔2013〕40号）指出：“探索公立医疗机构与非公立医疗机构在技术和人才等方面的合作机制，对非公立医疗机构的人才培养、培训和进修等给予支持。”[①] 2014年，《关于加快发展社会办医的若干意见》（国卫体改发〔2013〕54号）更明确指出：“鼓励大型公立医疗机构对口支援非公立医疗机构。”[②] 2015年，《国务院办公厅印发关于促进社会办医加快发展若干政策措施的通知》（国办发〔2015〕45号）进一步指出：“鼓励地方探索公立医疗机构与社会办医疗机构加强业务合作的有效形式和具体途径。鼓励

---

① 《国务院关于促进健康服务业发展的若干意见》，http：//www.gov.cn/xxgk/pub/govpublic/mrlm/201310/t20131018_66502.html.

② 《关于加快发展社会办医的若干意见》，http：//www.nhfpc.gov.cn/tigs/s7846/201401/239ae12d249c4e38a5e2de457ee20253.shtml.

公立医疗机构为社会办医疗机构培养医务人员，提高技术水平，并探索开展多种形式的人才交流与技术合作。”① 尽管宏观政策推进公私医院双方合作意图非常明显，但可能是由于公益性风险较大，顶层设计迄今也未形成系统推进方案，也存在希望等待和观望地方实践的考虑。截至 2015 年，地方政府中只有北京市政府明确以“特许经营”的方式授权公立医院与民营医院合作。本书案例揭示了部分实践中的问题，关键还在于缺乏政策引导。因此，政府亟须将这种公私合作的模式纳入整体政策安排。

鉴于资本运作自然趋利的规律，政府对于谋求公私合作资质的民营医院，应强化资格审核，对民营医院投资方的资本实力、社会责任进行全方位考核，并明确其绩效考核标准。在这一原则指导下，关于公私合作办医的政策除鼓励兴办非营利性民营医院外，也可制定允许公立医院与社会资本合作举办营利性医院的新的法律体系。这种法律体系在避免国有资产流失和公立医院公益性缺失的前提下，应为这类民营医院投资人设计合理的投资回报机制。如果没有合理的纳入法律框架的投资回报机制，期望大量的投资人踊跃兴建为公众服务的非营利性医院是不现实的奢望。目前，财政部推出了一系列在公共领域推进政府与社会资本合作模式的政策方案，涉及私营部门的资本回报问题。在这种背景下，国务院可整合相关部门作用，成立专门的公私合作管理部门，选取若干地方作为试点。在此基础上，制定法律效力更高的单行法令推动公私合作的规范实施，为其提供法律保障。

（4）项目运作

① 项目启动

项目启动可以有两种方式。其一，政府基于地方医疗服务发

---

① 《国务院办公厅印发关于促进社会办医加快发展若干政策措施的通知》，http：//www.gov.cn/zhengce/content/2015－06/15/content_9845.htm.

展需求公开向社会招标，社会资本根据政府对区域医疗卫生规划的需求新建民营医院。如果投资方缺乏相应技术资质与能力，可以特许经营的方式允许公立医院与民营医院投资人合作，有偿使用公立医院的品牌、技术、资源及管理经验。其二，公立医院与新建民营医院投资人在达成初步合作意向后，须向政府主管部门申请公私合作。政府主管部门在充分论证项目可行性及必要性的基础上，对双方资质进行严格审核。对于民营医院投资方的资格审核应重点评估其资本实力、财务状况、诚信记录、经营业绩，评估其是否具有相应数量的管理团队，同时将其是否具备医疗行业从业经验作为重要参考，此外还须重点评估资方多年经营过程中的社会责任（公益性）投入状况。而公立医院的资质审核侧重于评估其是否有能力运营新医院。在试点阶段，政府应重点选择在公益性、医院管理方面绩效突出的大型公立医院，以确保其能够带动、引导民营医院规范发展。项目的合同应明确为政府主导的三方合作协议，内容要有精心设计，在合作期限内的资本投入、资金运行、收入来源与分配、内部治理结构、各方权责义务及医院运营的监管与绩效考核都应明确写入合同。

② 项目运营

医院的治理结构可参照图 4－3。在三方合作关系中，政府允许公立医院以特许经营方式对民营医院进行托管，民营医院为被特许方，政府同时对民营医院的运营进行监管。公立医院以技术和人力资源支持全面托管民营医院，对医疗业务运行应具有绝对支配权。民营医院资方主要负责基础设施建设与运营，同时提供后勤支持性服务。董事会对全体股东负责，并对医院战略发展、重大事务有决策权，但在公立医院全面托管民营医院的治理前提下，董事会不宜直接介入医院的运转。在董事会之下，应由双方共同组建管理委员会（或联合治理委员会）。管委会直接对董事会负责，董事会委托管委会行使医院运营管理权。管理委员会原则上一月召开一次，管委会休会期间，由其聘任的院长及其医院管理团队行使医院经营权。

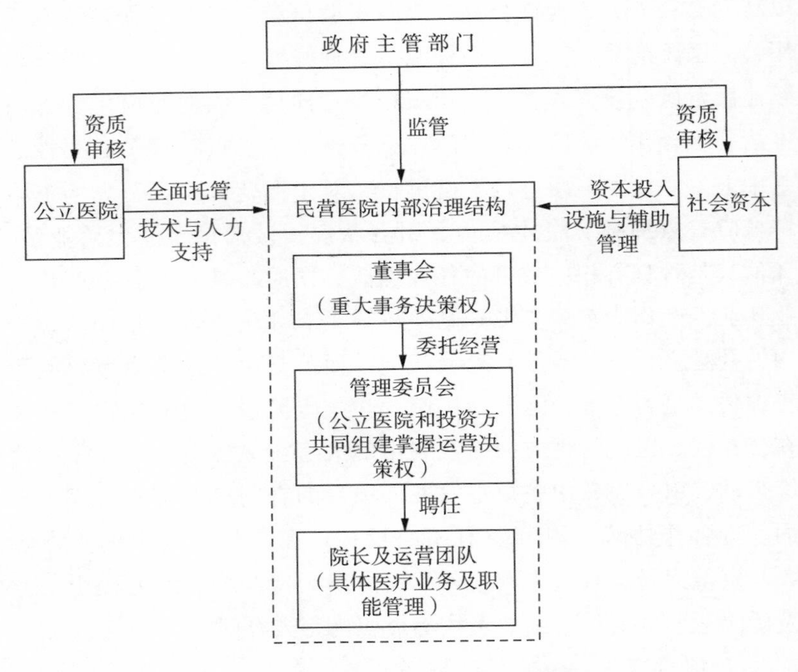

图 4－3　公私合作医院的治理结构

③ 项目回报

社会资本方的项目回报是公私合作过程中最具争议性、操作难度最大的问题。一方面，投资方须承担建设医院的巨大投入，其资本投入必然要求回报；另一方面，公私合作办医的根本原则又是公益性，两者之间存在天然的鸿沟。从西方发达国家的实践来看，都采取了政府购买服务、政府根据绩效付费的机制。而就中国目前实际来说，政府推动社会资本办医的目的就是解决财政包袱问题，所以谈财政投入民营医院是不切实际的。然而，正如前文所述，政府启动公私合作项目都有其特殊的公益性考虑，这种公益性目的必然意味着政府购买服务机制的实现。本书的研究案例 A—a_1 的实践提供的即是这种经验，民营医院通过属于稀缺医疗资源的项目运营获得政府相关部门以医疗保险、工伤保险等形式购买服务以实现固定回报。所以，项目本身的公益性对于决定其回报机制的形式非常重要。2014 年 12 月 30 日，财政部发布了《关于规范政府和社会资本合作合同管理工作的通知》（财金〔2014〕156 号）及其附件《PPP 项目合作指南（试行）》，提供了政府付费、使用者付费及可行性缺口补助三种可行机制[①]。这个文件是公私合作办医的重要法律依据和合作各方拟定合作合同时的指导性文件。其中，使用者付费机制在公立医院与民营医院合作项目中应有严格的限定，确保其价格不会高于市场平均标准；可行性缺口补助，意味着使用者可以优惠价格购买服务，政府则对优惠价与市场价之间的差额部分进行资金或非资金形式的补助；而政府付费机制可作为一些精心设计的公私合作项目固定的回报渠道，这同时意味着政府对于公私合作体系中民营医院严格的运营绩效考核。在现实中，这三种机制都可以酌情综合使用。而对于参与合作的公立医院，其回报渠道比较清晰，包括品牌使用费用、托管费用等。公立医院参与合作的目的及其收益的使用范围应明确为区域医疗中心的公益性责任、弥补政府投入不足的经营缺口，以及提高职工薪酬待遇。

④ 项目监管

中国目前医院监管体系，在准入、价格、质量等方面都有着不同的管理主体，体现出明显的多头管理特征。尤其是民营医院，对于其非营利性监管的主体是民政部门，其监管很难体现专业性。在医疗服务公私合作项目，尤其是将绩效作为付费依据的

---

① 《关于规范政府和社会资本合作合同管理工作的通知》，http://jrs.mof.gov.cn/zhengwuxinxi/zhengcefabu/201501/t20150119_1181717.html.

项目中，政府方和运营方通常会在项目合同中约定一个详细的绩效监控方案，以确保项目能够达到合同要求的绩效标准。绩效监控方案通常会明确约定运营方主动接受的监控义务，包括：运营情况监测，如医院就诊人数、接诊率、医疗不良事件发生率监测；信息发布，如向公众公布医疗服务及医疗设备使用的收费价格；定期报告，要求运营方按月或按季向政府主管部门提交绩效情况报告；保证相关信息的真实性、准确性、透明性和完整性；等等。除此之外，绩效监控方案还可明确、细化各项设施和服务的具体绩效标准。政府主管部门可启用一系列的监控措施，如使用者满意度调查、独立审计、定期或不定期检查、使用者反馈等，同时亦可参照西方经验派驻专人加入或列席医院管委会会议，以保证信息的透明化。由于政府对这类医院监管的重要性、专业性和复杂性，亟须建立有行政权力的独立或统一的监管机构，以避免现在因多头管理而形成的“政出多头”“齐抓共管”或“谁也不管”的局面。政府监管和协调的有效性与合理性是保障公私合作办医顺利开展的关键一环。

⑤ 项目退出

与严格的准入机制形成对照的是严格而合理的项目变更和退出机制。如果说，资方将自身的股权部分或整体转让给其他不符合经营资格条件的社会资本方，就有可能损害公共利益，因此项目合同应明确设计适当的股权变更限制机制和严格的审查和审批制度，在合理的期限和限度内有效限制资本方不当地变更股权及退出，以确保项目的稳定执行。同时，合作各方应在合同中明确规定中止合作需要的条件和善后事务的处理原则，以防止中途中止合作给合作项目医院的医疗安全带来隐患。

第5章 结 语

5.1 结论

（1）在强调政府主体责任的前提下，公立医院托管新建民营医院的合作既可以解决民营医院的人力资源与技术问题，亦可以带动民营医院规范发展。

案例中的4所民营医院均为较大规模的医院，在托管期间均未发生重大医疗事故，医疗秩序与托管方公立医院保持了高度一致，说明在我国民营医院专业技术人才缺乏、管理经验不够的情况下，由公立医院托管民营医院对保证民营医院的医疗质量与安全十分有益，而且有利于民营医院的良性快速发展。

（2）在公私合作办医项目设计中，政府、公立医院、社会资本三方应有清晰的职能边界与角色定位。

政府应当充当积极的管理主体角色，主要发挥政策引导、协调及监管职能，可设立专职管理机构将公私合作办医纳入统一管理范畴，构建良性运转的三方合作关系。公立医院主要提供技术与人力资源支持，承担医疗管理职能。社会资本方主要提供资本，同时可提供非医疗类服务。

（3）公私合作办医应建立在公益性共识基础上，政府应设定合理的项目回报机制。

公立医院与民营资本合作办医要求合作双方持有较为明确的公益性意识进入医疗服务领域，否则容易因缺乏共识基础而发生难以调和的冲突。在此基础上，政府可适当考虑合理的资本回报诉求，建立体系完备的政府购买服务机制。

5.2 创新点

（1）以实地调查结合案例研究的方式深度挖掘公私合作办医的实际运营过程，呈现出现有文献并未涉及的经验与问题，深度揭示了公私合作过程中的异质性组织冲突问题。

（2）在理论推导、案例分析的基础上，将中国场域中公私合作办医实践纳入正式的公私合作框架，提出适合中国医疗行业特点的政府、公立医院、民营医院三方合作框架。

（3）提出了政府主导下的公私合作办医项目的设计流程和工作原则。

5.3 本书的不足之处及对公私合作办医的展望

（1）由于我国的大多数公私合作办医项目仍处于项目设计或基础设施建设阶段，符合本书研究目的的研究对象较少，同时因为政治和商业敏感性，调研难度非常大。缺乏有效样本量使得本书无法以定量的实证研究支撑研究结论。在未来3至5年内，随着公私合作模式下新建医院的大量投入运营，本书所形成的结论需要进一步的实证检验。

（2）本书选取的案例是在全国范围内有一定影响力的，尤其是公立医院的选取具有非常强的同质性，即都是全国排名靠前的大型公立医院。然而，实践中已有部分地市级公立医院也在与民营资本合作，它们是否也具备足够的能力引导民营医院规范行医或拒绝社会资本投资方为了逐利而采取的违背公益性的行为？这一问题也是值得重视的。

（3）公私合作办医既包括公立医院对民营医院的托管，也包括民营医院参与公立医院的管理。本书的案例分析并未涉及后者，作为一种实践形态，其规范发展同样需要学术界关注。同时，本书只涉及公私合作办医的契约型联盟，尽管资产型联盟风险较大，但实践中这种形式仍然存在。虽然本研究总结的一些经验与观点有借鉴作用，但资产型联盟的具体运营与发展方向同样值得重视与关注。

（4）在中国推进社会办医的政策背景下，本书所关注的公私合作办医只是现阶段的一种实践选择。未来随着社会资本办医进入规范渠道，能够对现有医疗服务布局形成有效补充，中国场景下的医疗服务公私合作将会有更为丰富的内容和更加规范的政策界线，公立医院与民营医院如何在竞争与合作中协同发展，共同为社会提供能满足不同类型、不同层次的医疗卫生服务需求，将会成为更具战略价值的学术命题。

附　录

伦理承诺书

您好！

衷心感谢您接受我们的访谈，本访谈目的是以贵单位正在进行的公私合作办医为案例，研究其在推动中国医疗卫生服务体系改革中的创新性实践经验，归纳公私医院合作伙伴关系构建的关键因素、经验与问题，据此提出具体政策建议。

我们希望了解您所在医院实施合作及选择合作伙伴的动因、影响合作关系绩效的关键问题，以及您对合作关系的其他认识，我们尤其希望聆听到真实管理情境下有关合作关系构建、发展的实例。请您真实地回答我们提出的问题，与我们进行深入的沟通和交流，以便我们顺利完成该课题的研究！谢谢！

作为一项规范的案例研究，我们希望能够对访谈过程进行录音，以便节省访谈时间并利于资料的整理。如您认为不便，您可以在访谈中的任何时候关闭录音设备，甚至拒绝录音，我们将充分尊重您的隐私权。如您需要，我们将把访谈录音文件提供给您备份。我们向您郑重承诺：恪守学术研究的道德规范，不将访谈的任何内容和信息（包括访谈录音及其整理文件）泄露给第三方或用于除本项目研究外的任何用途！

我们以学者的身份，认真而郑重地对您做出以上承诺！如有违反，愿承担法律责任！再次感谢您对我们研究的支持和帮助，祝您健康愉快！

本承诺书请您妥为保存！

参考文献

[1] 刘军民. 中国医改相关政策研究 [M]. 北京：经济科学出版社，2012.

[2] Hodge G, Greve C. Public — Private Partnerships: an International Performance Review [J]. Public Administration Review, 2007, 67 (3).

[3] Maynard A. Public and Private Sector Interactions: an Economic Perspective [J]. Social Sciences and Medicine, 1986, 22.

[4] Mahoney J, Mcgahan A, Pitelis C. The Interdependence of Private and Public Interests [J]. Organizational Science. 2009, 20.

[5] Zheng J, Roehrich J, Lewis M. The Dynamics of Contractual and Relational Governance: Evidence from Long—term Public—Private Procurement Arrangements [J]. Journal of Purchasing Supply Management, 2008, 14.

[6] Klign E, Koppenjan J. Public Management and Policy Networks: Foundations of a Network Approach to Governance [J]. Public Management, 2000 (2).

[7] Hudson B. Analysing Network Partnerships: Benson ReVisited [J]. Public Management Review, 2004 (6).

[8] Osborne D. The New Public Governance? [J]. Public Management Review, 2006 (8).

[9] Wettenall R. The Rhetoric and Reality of Public—Private Partnerships [J] . Public Organization Review，2003，3.

[10] Grimsey D，Lewis MK. Public Private Partnerships：The Worldwide Revolution in Infrastructure Provision and Project Finance [M] . Edward Elgar Publishing，2007.

[11] Campbell Greg. Public Private Partnerships—A Developing Market? [M] . Unpublished Manuscript. 2001.

[12] Van Ham，Koppenjan J. Building Public — Private Partnerships：Assessingand ManagingRisks in Port Development [J] . Public Management Review，2001，4（1）.

[13] Koppenjan J. The formation of Public — Private Partnerships：Lessons from Nine Transport Infrastructure Projects in the Netherlands [J] . Public Administration，2005，83（1）.

[14] United Nations Institute for Raining and Research. PPP—For Sustainable Development [R] . 2000.

[15] World Bank Institute，Public — Private Partnerships Reference Guide Version1. 0. International Bank for Reconstruction and Development/International Development [R] . Association or The World Bank，Washington，D. C.，USA. 2012. 11.

[16] OECD. Public — Private Partnerships：In Pursuit of Risk Sharing and Value for Money [M] . Paris：OECD，2008.

[17] The European Commission. Guidance for Successful PPP [R] . 2003.

[18] HM Treasury. Partnerships for Prosperity：the Private Finance Initiative [M] . HM Treasury，London. 1998.

[19] Partnerships British Columbia. An Introduction to Public Private Partnerships. Update June 2003 [R] . Partnerships

British Columbia，2003.

［20］WHO. WHO Guidelines on Collaboration and Partnership with Commercial Enterprise. Geneva：WHO［R］. 1999.

［21］MOHFW. Concept Note on Public－Private Partnerships. MOHFW［R］. 2006.

［22］中国财政学会公私合作（PPP）研究专业委员会课题组，等. 公私合作伙伴关系（PPP）的概念、起源与功能［J］. 经济研究参考，2014（13）.

［23］Savas E. Privatization and Public－Private Partnerships［M］. Chatham House，2000.

［24］KernaghanK. Partnerships and Public Administration：Conceptual and Practical Considerations［J］. Canadian Public Administration，1993，361.

［25］Osborne，S. P. Public－Private Partnerships：Theory and Practice in International Perspective Routledge［R］. 2000.

［26］Lewis，M. K.，Risk Management in Public－Private Partnerships. Working Paper. School of International Business，University of South Australia［R］. 2002.

［27］Forrer J.，Kee J.，Newcomer，K. E.，Boyer，E. Public－Private Partnerships and the Public Accountability Question［J］. Public Administration Review，2010，70（3）：475－484.

［28］Engel，E.，Fischer，R.，Galetovic，A.，Public－Private Partnerships：When and How. 2008. http：//www.econ.uchile.cl/uploads/publicacion/c9b9ea69d84d4c93714c2d3b2d5982a5ca0a67d7.pdf.

［29］Singh A，Prakash G. Public－Private Partnerships in Health Services Delivery：A Network Organizations Perspective［J］.

Public Management Review，2010（12）.

[30] Bovaird T. Public - Private Partnerships：from Contested Concepts to Prevalent Practice [J]. International Review of Administrative Sciences，2004，70（2）.

[31] Geert T，Klign E. Partnership Arrangements：Governmental Rhetoric or Governance Scheme? [J]. Public Administration Review，2002，62（3）.

[32] Hodge G，Greve C. Public - Private Partnerships：Governance Schemeor Language Game? [J]. The Australian Journal of Public Administration，2010，69（S1）.

[33] Stephen L. Coming to Terms with the Public - Private Partnership：A Grammar of Multiple Meanings [J]. American Behavioral Scientist，1999，43（1）.

[34] Brinkerhoff JM. Partnership as a Means to Good Governance：toward an Evaluation Framework. In Partnerships，Governance and Sustainable Development：Reflections on Theory and Practice，Glasbergen P，Biermann F，Mol APJ（eds.），Edward Elgar Publishers：Cheltenham，UK and Northampton，MA，2007.

[35] Nikolai Mouraviev，Nada K. Kakabadse. Conceptualizing Public - Private Partnerships A Critical Appraisal of Approaches to Meanings and Forms [J]. Society and Business Review，2012，7（3）.

[36] Roehrich J，Lewis M，Geogre G. Are Public - Private Partnerships a Healthy Option? A Systematic Literature Review [J]. Social Science and Medicine，2014，113.

[37] Watson D. The Rise and Rise of Public Private Partnerships：Challenges for Public Accountability [J].

Australian Accounting Review, 2003, 13 (3).

[38] Deakin N. Public - Private Partnerships: a UK Case Study [J]. Public Management Review, 2002 (4).

[39] Sciulli N. Public Private Partnerships: an Exploratory Study in Health Care [J]. Asian Review of Accounting. 2008, 16 (1).

[40] Cappellaro G, Longo F. Institutional Public Private Partnerships for Core Health Services: Evidence from Italy [J]. BMC Health Services Research, 2011 (11).

[41] Basilio A., Anne S., Pamela S. Spanish Healthcare Public Private Partnerships: The "Alzira model" [J]. Critical Perspectives on Accounting, 2011, 22.

[42] Lonsdale C. Post—Contractual Lock—in and the UK Private Finance Initiative (PFI): the Cases of National Savings and Investments and the Lord Chancellor's Department [J]. Public Administration, 2005, 83 (4).

[43] Essig M, Batran A. Public Private Partnership — Development of Long—term Relationships in Public Procurement in Germany [J]. Journal of Purchasing Supply Management, 2006, 11.

[44] Saltman R. Melting Public - Private Boundaries in European Health Systems [J]. European Journal of Public Health, 2003, 13.

[45] Anderson S. Public, Private, Neither, Both? Publicness Theory and the Analysis of Healthcare Organizations [J]. Social Science and Medicine, 2012, 74.

[46] 周成武，等．公私合作伙伴关系在卫生领域的应用[J]．中国卫生经济，2006 (5).

[47] 吴梅．公私合营（PPPs）模式的国际实践评述［J］．中共宁波市委党校学报，2012（5）．

[48] 陈龙，等．公共卫生领域的公私伙伴关系研究综述[J]．云南行政学院学报，2012（5）．

[49] Das T. K.，Teng B. Instabilities of Strategic Alliances：An Internal Tensions Perspective［J］．Organization Science，2000，11.

[50] Spekman，R E，Forbes，T M Isabella，L A，Macavoy，T C. Alliance Management：a View from the Past and a Look to the Future［J］．Journal of Management Studies，1998，35（6）．

[51] Klign E，Teisman G. Institutional and Strategic Barriers to Public Private Partnership：an Analysis of Dutch cases［J］．Public Money and Management，2003，23：137 -146.

[52] Ramiah I，Reich M. Building Effective Public - Private Partnerships：Experiences and Lessons from the African Comprehensive HIV/AIDS Partnerships（ACHAP)[J]. Social Science and Medicine，2006，63.

[53] Hofmeister A.，Borchert H. Public - Private Partnerships in Switzerland：Crossing the Bridge with the Aid of a New Governance Approach［J］．International Review of Administrational Sciences，2004，70（2）．

[54] European Commission. Guidelines for Successful Public - Private Partnerships. Brussels，Belgium：European Commission［R］．2003.

[55] Brinkerhoff JM. Government — NGO Partnership：a Defining Framework［J］．Public Administration and Development，2002，22（1）．

[56] Wildridge V., Childs S., Cawthra L. How to Create Successful Partnerships—a Reviewof the Literature [J]. Health Information and Libraries Journal，2004，21.

[57] Dickinson H., Glasby J. Why Partnership Working Doesn't Work：Pitfalls，Problems and Possibilities in English Health and Social Care [J]. Public Management Review，2010，12 (6).

[58] 李丹阳．当代全球行政改革视野中的公私伙伴关系[J]．社会科学战线，2008 (6).

[59] [美] 艾森哈特．自序 [A] //李平，曹仰峰．案例研究方法：理论与范例——凯瑟·琳艾森哈特论文集 [C]．北京：北京大学出版社，2012.

[60] Yin R. Case Study Research：Design and Methods [M]. Sage Publications，2003.

[61] Eisenhardt K，Graebner M. Theory Building from Cases：Opportunities and Challenges [J]. Academy of Management Journal，2007，50 (1).

[62] 席恒．公共物品供给机制研究 [D]．西安：西北大学，2013.

[63] 亚里士多德．政治学 [M]．吴寿彭译．北京：商务印书馆，1997.

[64] [美] 斯蒂格利茨．经济学 [M]．姚开建等译．高鸿业等校．北京：中国人民大学出版社，1997.

[65] 郭小聪．政府经济学 [M]．北京：中国人民大学出版社，2003.

[66] [美] 哈维·罗森．财政学（第四版）[M]．平新乔等译．北京：中国人民大学出版社，2000.

[67] [美] 詹姆斯·布坎南．民主财政论——财政制度和个人选择 [M]．穆怀朋译．北京：商务印书馆，1993.

[68] [美] 文森特·奥斯特洛姆，埃莉诺·奥斯特洛姆．公益物品与公共选择 [A] // [美] 迈克尔·麦金尼斯．多中心体制与地方公共经济 [C]．毛寿龙译．上海：上海三联书店，2000.

[69] 席恒．公与私：公共事业运行机制研究 [M]．北京：商务印书馆，2003.

[70] 丁煌．西方行政学说史 [M]．武汉：武汉大学出版社，1999.

[71] [美] 莱斯特·萨拉蒙．全球公民社会——非营利部门视界 [M]．贾西津、魏玉等译．北京：社会科学文献出版社，2002.

[72] 戴晶斌．现代城市公私伙伴关系概论 [M]．上海：上海交通大学出版社，2008.

[73] 顾昕．新医改三周年（四）中国医疗服务的“伪市场化” [J]．中国医院院长，2012 (3).

[74] 戴敦峰．审计风暴刮向医院 [J]．南方周末，2005—07—07.

[75] [美] 戴维·奥斯本，特德·盖布勒．改革政府——企业家精神如何改革着公共部门 [M]．周敦仁等译．上海：上海译文出版社，2006.

[76] 经济合作与发展组织．分散化的公共治理——代理机构、权力主体和其他政府主体 [M]．国家发展和改革委员会事业单位改革研究课题组译．北京：中信出版社，2004.

[77] 张昕．转型中国的治理新格局：一种类型学途径 [J]．中国软科学，2010 (1).

[78] 陈振明．公共管理学 [M]．北京：中国人民大学出版社，2005.

[79] 顾建光．国际公共管理主流范式界定及其构成要素比较

[J]．上海交通大学学报（哲学社会科学版），2012（5）．

[80] 董俊武，陈震红．从关系资本理论看战略联盟的伙伴关系管理 [J]．财经科学，2003（5）．

[81] 马占杰．对组织间关系的系统分析：基于形成机制的角度 [J]．现代管理科学，2010（3）．

[82][美] 罗伯特·阿克塞尔罗德．合作的进化 [M]．吴坚忠译．上海：上海人民出版社，2007.

[83] Hill I. Alliance Management as a Source of Competitive Advantages [J]. Journal of Management，2002，28（3）．

[84] 王作军，任浩．组织间关系：演变与发展框架 [J]．科学学研究，2009（12）．

[85] Parkhe A. Building Trust in International Alliances [J]. Journal of World Business，1998，33.

[86] 吕人力，李毅．论 RBV 与 TCE 在跨组织合作研究中的互补与综合 [J]．外国经济与管理，2006（2）．

[87] 黄玉杰，刘自敏．战略联盟运作管理的理论基础探析——交易成本理论、资源依赖理论以及关系契约理论的结合 [J]．生产力研究，2005（6）．

[88] Lambe CJ，Wittmann CM，Spekman RE. Social Exchange Theory and Research on Business－to－Business Relational Exchange [J]. Journal of Business－to－Business Marketing，2001，8（3）．

[89] Kogut，B. The Stability of Joint Ventures：Reciprocity and Competitive Rivalry [J]. Journal of Industrial Economies，1989，38（2）．

[90] Shaker A Zahra，Gerard George. Absorptive Capability：A Review，Reconceptualization，and Extension [J]. Academy of Management Review，2002，27（2）．

[91] 罗珉．组织间关系理论最新研究视角探析 [J]．外国经济与管理，2007（1）．

[92] DozY. L，HamelG. Alliance Advantage：The Art of Creating Value through Partnering [J] . Harvard Business School Press：Boston MA，1998，225.

[93] Scott P，Falcone S. Comparing Public and Private Organizations：an Explanatory Analysis of Three Frameworks [J] . American Review of Public Administration，1998，28（2）.

[94] Murray M. Comparing Public and Private Management：an Exploratory Essay [J] . Public Administration Review，1975，35（1）.

[95] Rainey H，Backoff R，Levine C. Comparing Public and Private Organizations [J] . Public Administration Review，1976，36（2）.

[96] Goldstein S.，Naor M. Linking Publicness to Operations Management Practices：a Study of Quality Management Practices in Hospital [J] . Journal of Operations Management，2005，23.

[97] Bozeman B. All Organizations are Public：Bridging Public and Private Organization Theory. Jossey—Bass，1987.

[98] Bozeman B，Bretschneider S. The Publicness Puzzle' in Organization Theory：a Test of Alternative Explanations of Differences Between Public and Private Organizations [J] . Journal of Public Administration Research and Theory，1994，4（2）.

[99] Antonsen M，Jorgensen T. The Publicness of Public Organizations [J] . Public Administration，75（2）.

[100] Moulton S. Putting Together the Publicness Puzzle：a

Framework for Realized Publicness [J] . Public Administration Review, 2009, 69 (5) .

[101] Brinkerhoff D, Brinkerhoff J. Public Private Partnerships: Perspectives on Purposes, Publicness, and Good Governance [J] . Public Administration Development, 2011, 31 (5) .

[102] Collins C. D., Green A. T., Hunter D. J. NHS reforms in the UK and Learning from Developing Countries [J] . Journal of Management in Medicine, 2011, l14 (2) .

[103] 彭婧．澳大利亚政府购买医疗卫生服务的实践及对我国的启示 [J] ．中国全科医学，2015 (5) .

[104] [英] 达霖·格里姆赛，[澳] 莫文·K. 刘易斯．公私合作伙伴关系：基础设施供给和项目融资的全球革命 [M] ．济邦咨询公司译．北京：中国人民大学出版社，2008.

[105] The Global Health Group. Public - Private Investment Partnerships for Health: An Atlas of Innovation [M] . University of California, San Francisco August, 2010.

[106] Auditor General. Private Care for Public Patients—The Joondalup Health Campus, Performance Examination. Western Australia, Office of the Auditor General. Report [R] . 1997 (9) .

[107] 朱佩慧，李卫平．公立医院公私合作改革的选择[J] ．卫生经济研究，2003 (12) .

[108] Barros PP, Martinez - Giralt X. Contractual Design and PPPs for Hospitals: Lessons for the Portuguese Model [J] . European Journal of Health Economics, 2009, 10.

[109] Madell T. The First Public Private Partnership in Health and Medical Care in Sweden [J] . European Public - Private Partnerships Learning , 2010, 4.

[110] Pautz, M. PPP's：Rules and Flexibilities－Could the Private Sector be the Backbone for NHI. The BHF Southern African Conference, National Treasury－PPP Unit, 2008.

[111] 庄一强，等．公私合作伙伴关系在卫生领域的应用与探索 [A] //朱幼棣．中国民营医院发展报告（2013）[C]．北京：社会科学文献出版社，2013.

[112] 陈龙．当代中国医疗服务公私合作研究 [D]．昆明：云南大学，2011.

[113] 陈永松，梁若柽．从托管到PPP的医改实践 [J]．现代医学，2013（5）．

[114] Friendrich C. The Public Interest. Sorauf F. [M]. The Conceptual Muddle Atherton, 1962.

[115] Hsiao W. "Marketization" －the Illusory Magic Pill [J]. Health Economics, 1994（3）．

后　　记

麓山的晚风清新怡人，窗外的香樟又露新芽。于我而言，在中南大学度过的十二个春天是弥足珍贵的人生片段。在这个过程中，我有太多的感动，也有太多的感谢需要表达。

感谢导师孙虹教授！在追随孙老师学习的五年时光里，我时常感慨于老师的人格魅力与超强精力。作为“百年湘雅”的第十八任院长，孙老师生长于斯、奋斗于斯、充盈于斯，对湘雅倾注了全部的人生热忱。他的言传身教不断地感召着我们这些学生知行合一，这也坚定了我们做学问要致力于实践的信心与决心。在写作该著作的漫长的过程中，从选题到论证、调研、分析、行文、校阅等，每一环节无不倾注了老师的心血。在求学生涯的最后阶段，得此良师，夫复何求。感谢师母黄建和老师！她主抓我们的生活。博士阶段的学习是一个艰苦的过程，在师母对于我们每一个生活细节的关心下，我们能够心无旁骛地学习。临别之际，内心深处只想对他们说，师恩如海，没齿难忘！

中南大学湘雅公共卫生学院这个学术平台上群英荟萃、名师如云。在博士学习阶段，能够聆听到肖水源教授、孙振球教授、谭红专教授、杨土保教授、徐慧兰教授、周亮教授、罗丹教授及邓海骏博士、狄晓康博士等老师的教诲，学生三生有幸！感谢唐媛副书记对于我学习与生活方面无微不至的照顾！感谢李敏老师的帮助！感谢我的同门郭华、禹思安、戴悦，也感谢我的同学刘飞跃、曾望军、徐金燕、鞠永和、王辅之、何啸峰、文学斌、曹艳林、罗磊、王芸，大家同学关系融洽，我们会是永远的挚友。感谢公卫学院这个大家庭！

在博士课题论证与调研过程中，有很多专家学者给我提供了不遗余力的支持与帮助，对于他们，我同样要表示诚挚的谢意！

感谢我工作单位的领导、同事、朋友在我求学期间的支持与帮助！

对于家人，我的心中有无尽的愧疚。求学期间，我并没有很好地处理学业与家庭间的关系。年迈的双亲总是担心我的学业与健康问题，而善意地忽视了我作为晚辈对于双亲应尽的责任，好在我的姐姐很好地扮演了这样一个角色。我的爱人钱伟女士秀外慧中、善解人意，在我气馁彷徨的时候总能给予我有效的激励，而她的双亲则完全承担了照顾小孩的责任，为我创造了理想的学习环境。我的儿子——诣涵小朋友，是我快乐的源泉。我要感谢所有的亲人！今后我会更努力地扮演好他们的家人角色。

再次感谢所有支持与帮助我的师友，唯有不断地努力，才能回报你们的殷殷期望！